외유뇌강 30일 두뇌 트레이닝

치매 예방
하루 10분의
기적

[일러두기]

1. 두뇌 활동을 도와주는 교재입니다. 치료가 아닌 인지 노화를 늦추는데 목적이 있습니다.
2. 문제 유형에 따라 정답지의 제시된 답 외에 여러 가지 답이 나올 수 있습니다.
3. 색연필 같은 색칠 도구를 미리 준비해 주세요.

외유뇌강 30일 두뇌 트레이닝

치매 예방 하루 10분의 기적

이지명 지음 | 한성욱 그림

램프앤라이트

들어가며

매일의 두뇌 활동으로 치매를 예방해 봅시다.

사실 이 책은 제 경험에서 시작된 교재입니다. 몇 해 전, 엄마가 치매 전 단계인 경도인지장애 판정을 받으셨을 때, 큰 충격을 받은 저는 엄마의 약해진 뇌와 기억력을 어떻게든 되돌려 보려 무진 애를 썼고 그러던 중에 치매 예방을 위한 뇌 훈련 문제집의 필요성을 절실히 느끼게 되었습니다. 하지만 엄마를 위한 마땅한 책이 없어 노인 인지 활동에 관한 자료를 찾아보며 제가 직접 문제를 만들어서 풀도록 드렸습니다.

치매 환자가 급증하고 있는 고령화 시대에 왜 이런 책이 다양하게 나오지 않을까 늘 안타까워하던 차에, 저와 같은 고민을 하고 계신 분들이 많다는 것을 알게 되면서 용기를 내게 되었습니다. 엄마를 위해 만들었던 그때의 문제들로 시작하여, 모든 부모님들이 치매 없이 오랫동안 건강하게 사시길 바라는 자식의 마음을 담아 교재를 만들었습니다. 단순한 문제집이 아니라 늘 접하는 일상을 배경으로 놀이하듯 재미있게 풀 수 있는 내용으로 채웠습니다.

치매를 완전히 치료할 수 있는 약은 아직 없습니다. 그래서 치매를 예방하는 것이 최선의 치료라고 합니다. 이 책이 오래도록 수고하신 이 땅의 모든 부모님들의 인지 노화를 늦추는데 또 하나의 좋은 준비가 되기를 바랍니다. 책을 만드는 동안 많은 도움을 준 심예은 님과 예쁜 그림을 그려주신 한성욱 작가님께도 감사의 말씀을 드립니다.

부모님을 걱정하는 모든 자녀의 마음을 담아

이지명

이 책의 활용법

01. 하루에 10분씩, 30일 동안 두뇌 훈련을 해보세요.

<치매 예방 하루 10분의 기적>은 총 30일 분량으로 구성되어 있습니다. 부담 없이 하루 10분만 두뇌 트레이닝을 해보세요. 30일 후에는 꾸준히 훈련할 수 있는 습관이 만들어 질 거예요.

02. '두뇌 집중의 힘' 활동지를 활용해 보세요.

뇌자극 활성화를 위한 '두뇌 집중의 힘'이 수록되어 있습니다. 색칠하기, 필사, 일기 쓰기 등 다양한 활동을 제공합니다. 조금 어려워도 집중하여 두뇌 훈련을 해보세요.

03. 문제를 2~3번 정독합니다.

문제를 한 번만 읽어서는 이해가 어려울 수 있습니다. 꼭 2~3번 읽으면서 주어진 문제가 무엇인지 정확하게 이해하는 것이 중요합니다. 빨간색으로 적혀있는 예시를 참고해주세요. 정답을 입으로만 말하거나 생각만 하지 말고 연필로 꼭 적어주세요. 특히 계산문제는 손으로 적으며 푸는 습관이 필요합니다.

04. 참고 강의를 제공합니다.

혼자서도 어렵지 않도록 유튜브 강의를 제공합니다. 도서 본문에 있는 QR코드를 스마트폰 카메라로 찍으면 강의 영상으로 바로 이동합니다.
https://www.youtube.com/@strongbrain119

1일차 강의

목차

꾸준한 뇌운동으로
치매 없이 건강하게
살자고요.

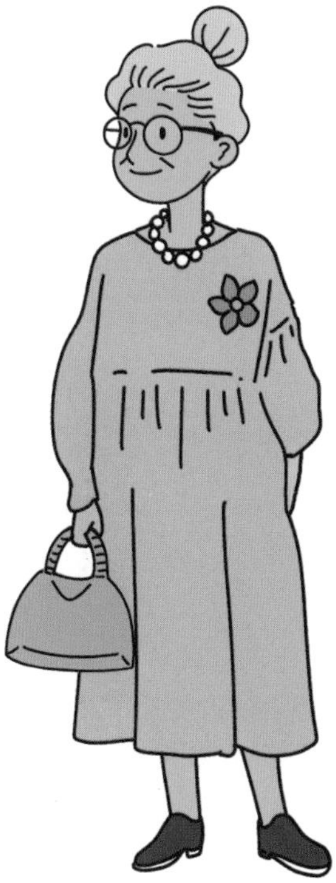

하루 10분, 30일 동안
OK 할머니와
두뇌 트레이닝을 해봅시다.

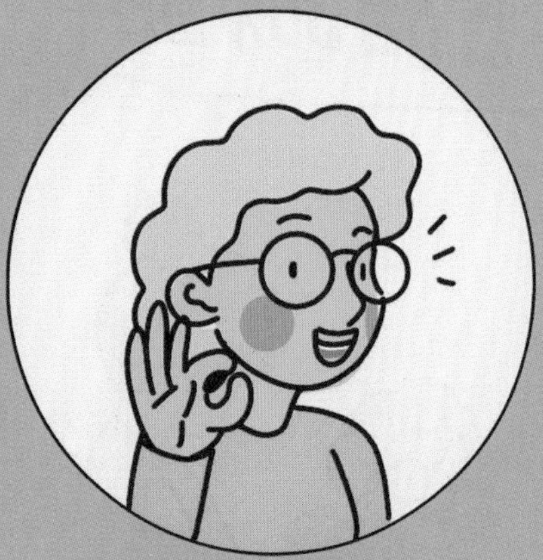

1일차 강의

1일차

미용실에서 머리하기

오늘은 미용실에 가서 파마를 했다. 오랜 단골이라 척하면 척 알아서 해준다.

풀이 죽어 휑하던 정수리가 빵빵하게 세워졌다.

염색은 주위에서 참견들이 많지만, 흰머리 그대로가 좋다.

새까맣게 염색하고 다니는 영감보다 나이 들어 보여 조금 곤란할 때가 있긴 하지만 말이다.

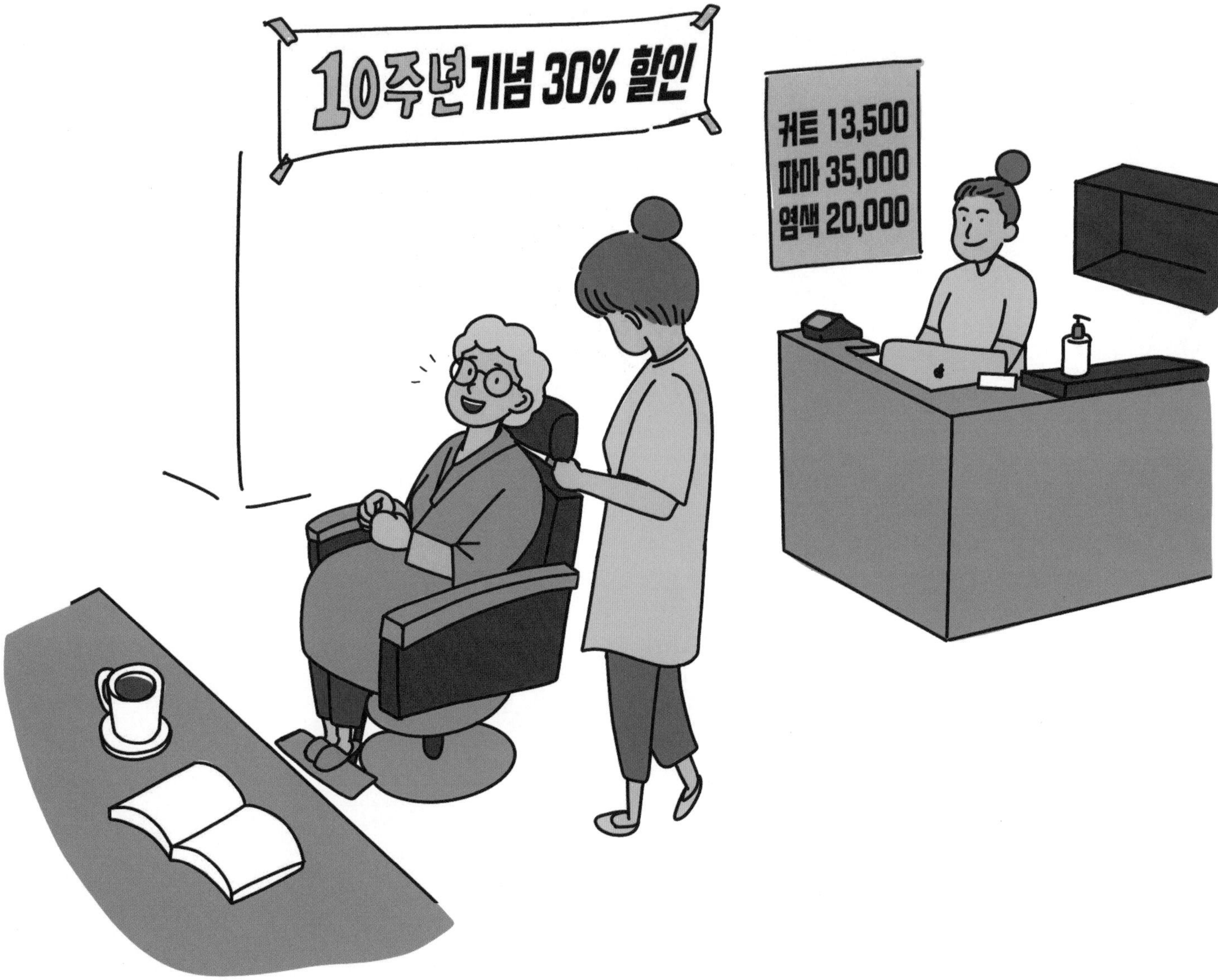

언어력

1. '미용실'로 삼행시를 지어보세요.

미 안해　　용 서해줘　　실 망했지?

미　　용　　실

미　　용　　실

계산력

2. 오늘 OK 할머니는 커트와 파마를 했습니다. 10주년 기념으로 전체 금액에서 30%를 할인해 준다고 합니다. 얼마를 지불하면 될까요?

구분	가격
커트	13,500원
파마	35,000원
염색	20,000원

원

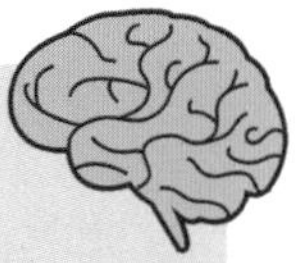

〈뇌가 튼튼해지는 이야기〉

간단한 계산은 암산으로 하는 것이 뇌 기능 향상에 도움됩니다.

판단력

3. OK 할머니가 동창회에 가려고 합니다. 아래 설명을 읽고, 알맞은 옷차림을 골라보세요.

OK 할머니는 올림머리를 하고 네모난 가방을 들었습니다.
분홍색 브로치는 꽃잎이 5개이고, 아끼는 진주 목걸이도 걸었답니다.

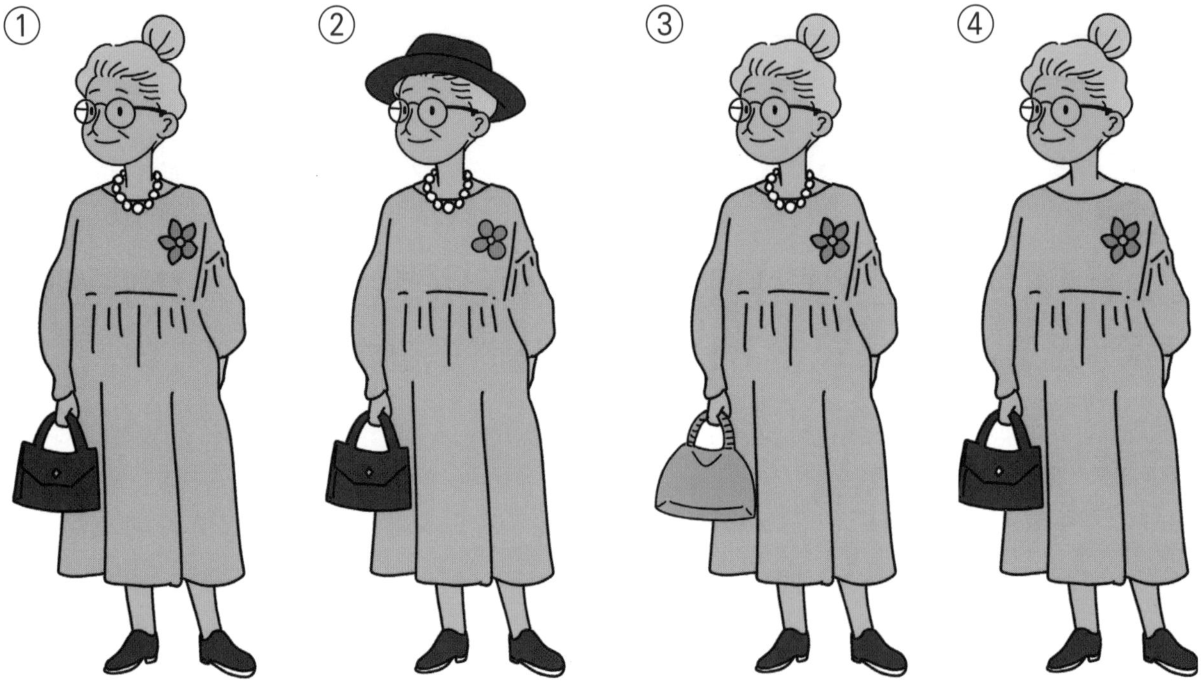

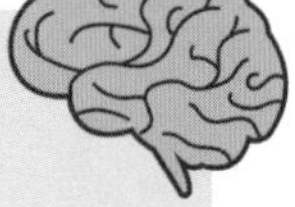

〈뇌가 튼튼해지는 이야기〉

친구 모임 같은 적극적인 사회생활은 치매 없는 노년 생활 유지에 도움이 됩니다. 매일 지인들과 만나는 사람은 그렇지 않은 사람보다 치매 위험이 40% 낮아진다고 합니다. 오늘은 어떤 친구를 만나볼까요?

집중력

4. 두 그림을 비교해서 다른 부분을 아홉 군데 찾아 동그라미로 표시해 보세요.

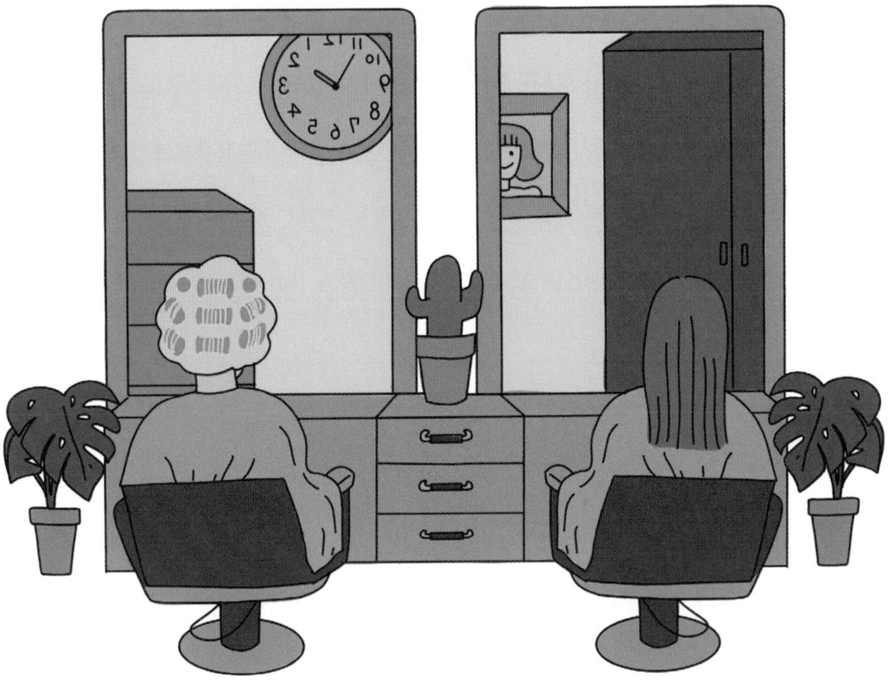

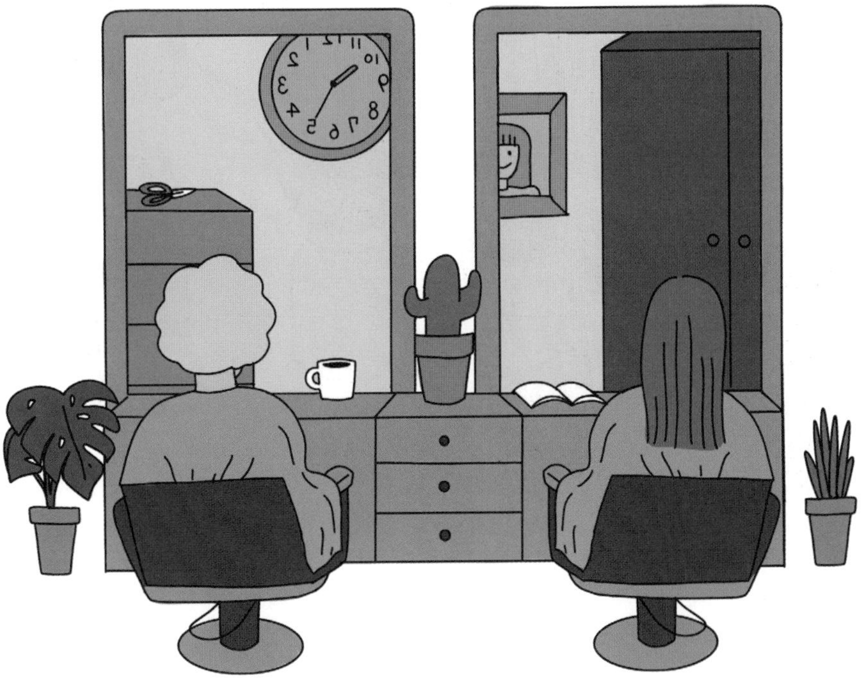

2일차 강의

2일차

꽃집 방문

오늘은 오랜 친구 숙자의 생일 선물로 꽃을 주려고 꽃집에 왔다.
꽃을 받고 좋아할 친구의 얼굴이 떠올라 덩달아 나도 웃음이 나온다.
배달을 부탁하고 나오려는데 수국이 살포시 날 쳐다보더라.
영감이 화분 좀 그만 들이라고 성화인데 그만 또 저질러 버렸다.
꽃집만 가면 자제가 안 된다. 꽃보다 할배라는데, 난 할배보다 꽃이다.

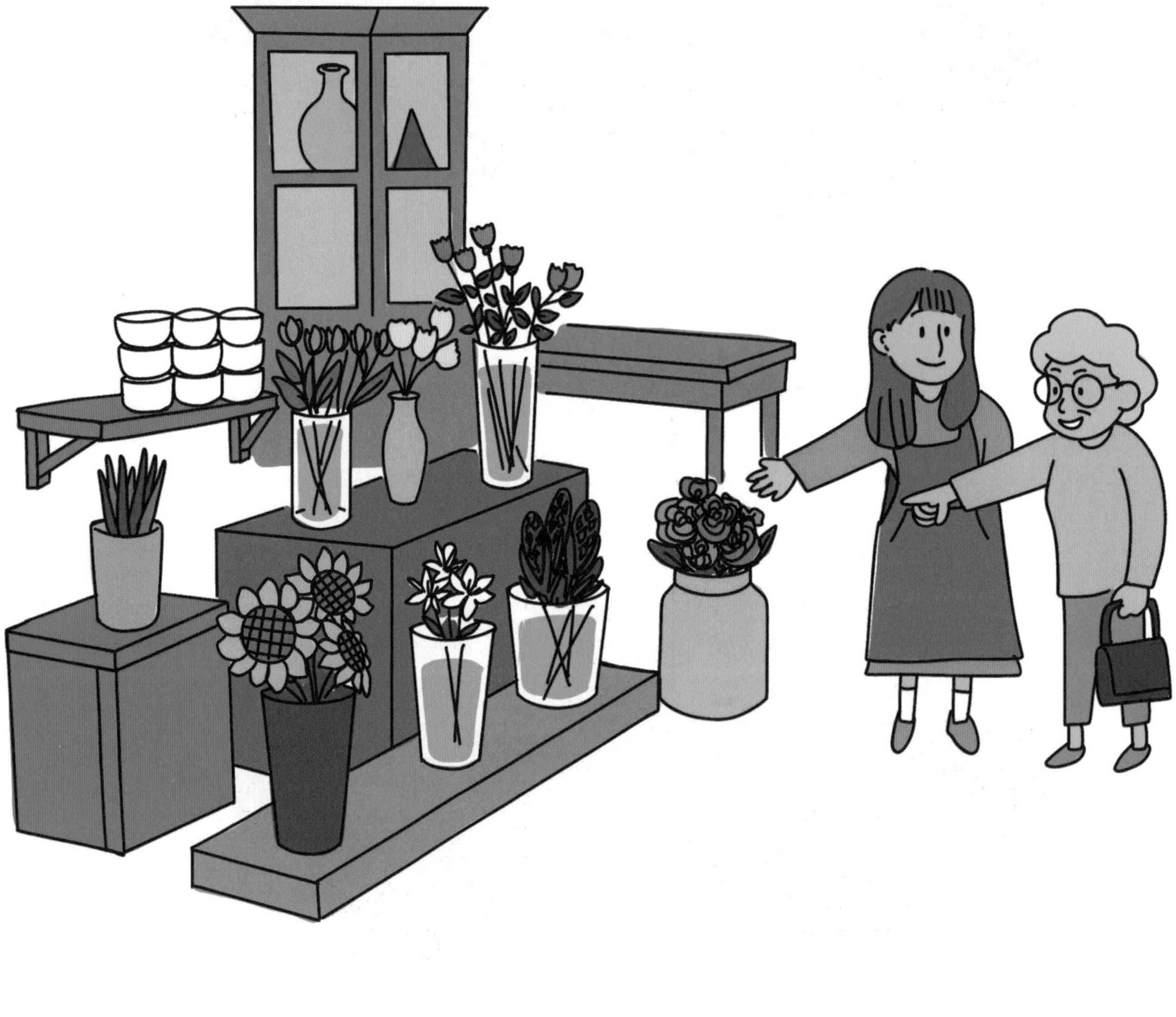

판단력

1. 아래 빈칸에 알맞은 꽃 이름을 적어보세요.

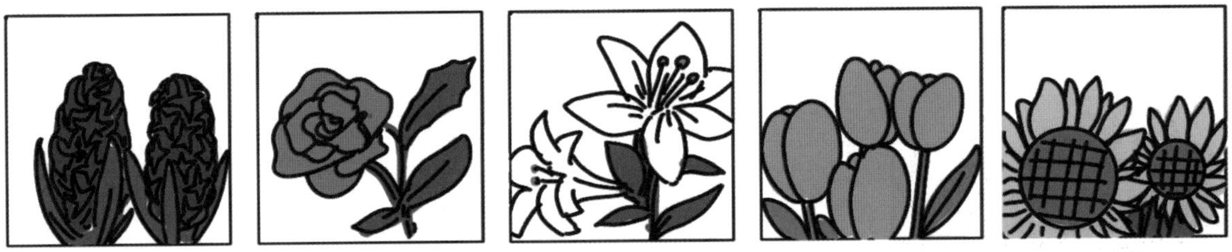

히야신스

기억력

2. 꽃 이름 10개를 적어보세요. 10개 중 어떤 꽃을 가장 좋아하시나요?

연상력

3. 주어진 단어와 관련 있는 꽃을 네모 칸 안에 써보세요.

제주도

장례식

대한민국

어버이날

언어력

4. 아래 그림의 꽃 이름 첫 글자로 시작하는 단어를 5개 이상 적어보세요.

판단력

5. 그림을 보고 빈칸에 알맞은 이름을 써보세요.

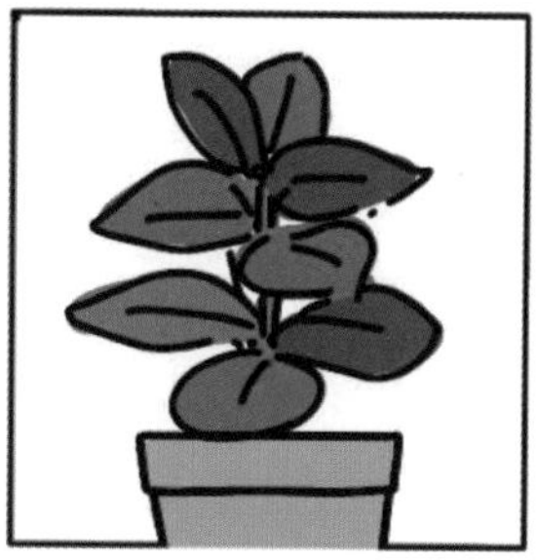

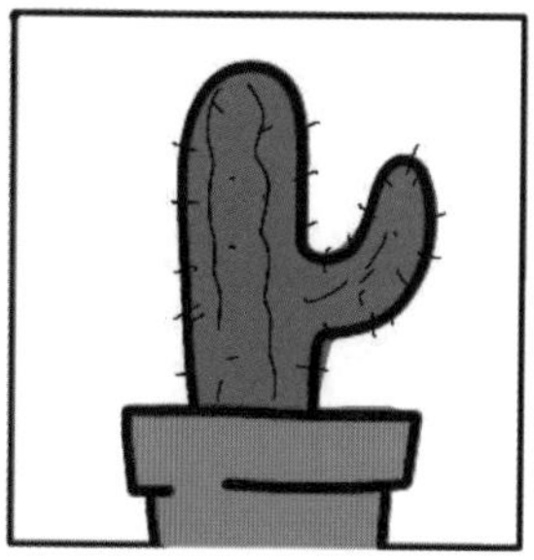

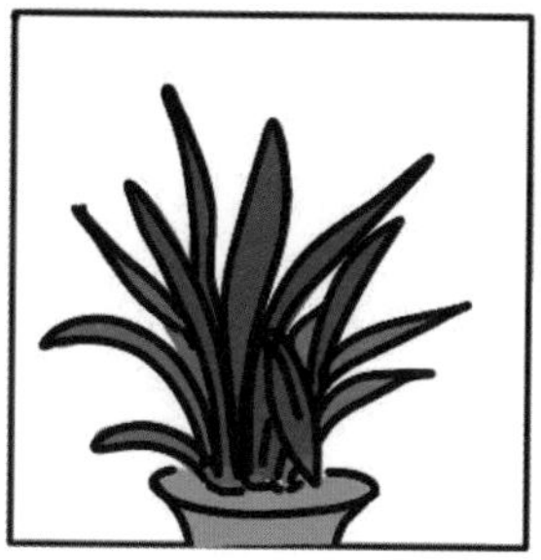

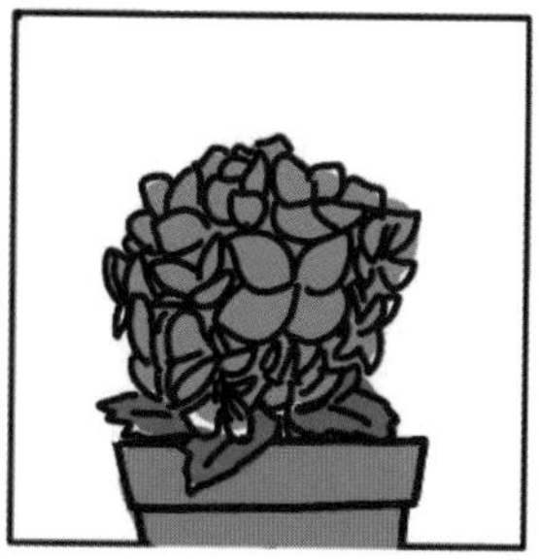

고무나무	ㅅ ㅇ ㅈ	ㄴ ㅊ	ㅅ ㄱ

〈뇌가 튼튼해지는 이야기〉

화초 가꾸기는 치매 예방에 도움이 됩니다.
자연물로 오감을 자극할수록 두뇌 노화가 느려진다고 합니다.

창의력

6. 내가 꽃집 주인이 된다고 생각해 봅시다. 꽃집 2곳의 이름을 짓고, 예시처럼 간판을 꾸며보세요.

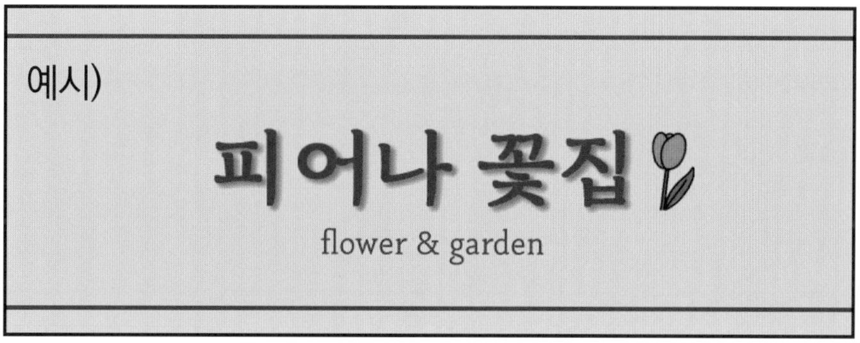

3일차 강의

3일차

두뇌 집중의 힘 1

활발한 두뇌 훈련을 위한 '두뇌 집중의 힘' 시간입니다.
오늘은 아름다운 꽃을 색칠해 보겠습니다. 손을 움직이고 색을 고르는 색칠 활동은 뇌를 활발하게 하고 전두엽을 자극합니다. 아래 예시를 참고해 색칠해 보세요.

꽃다발 색칠하기

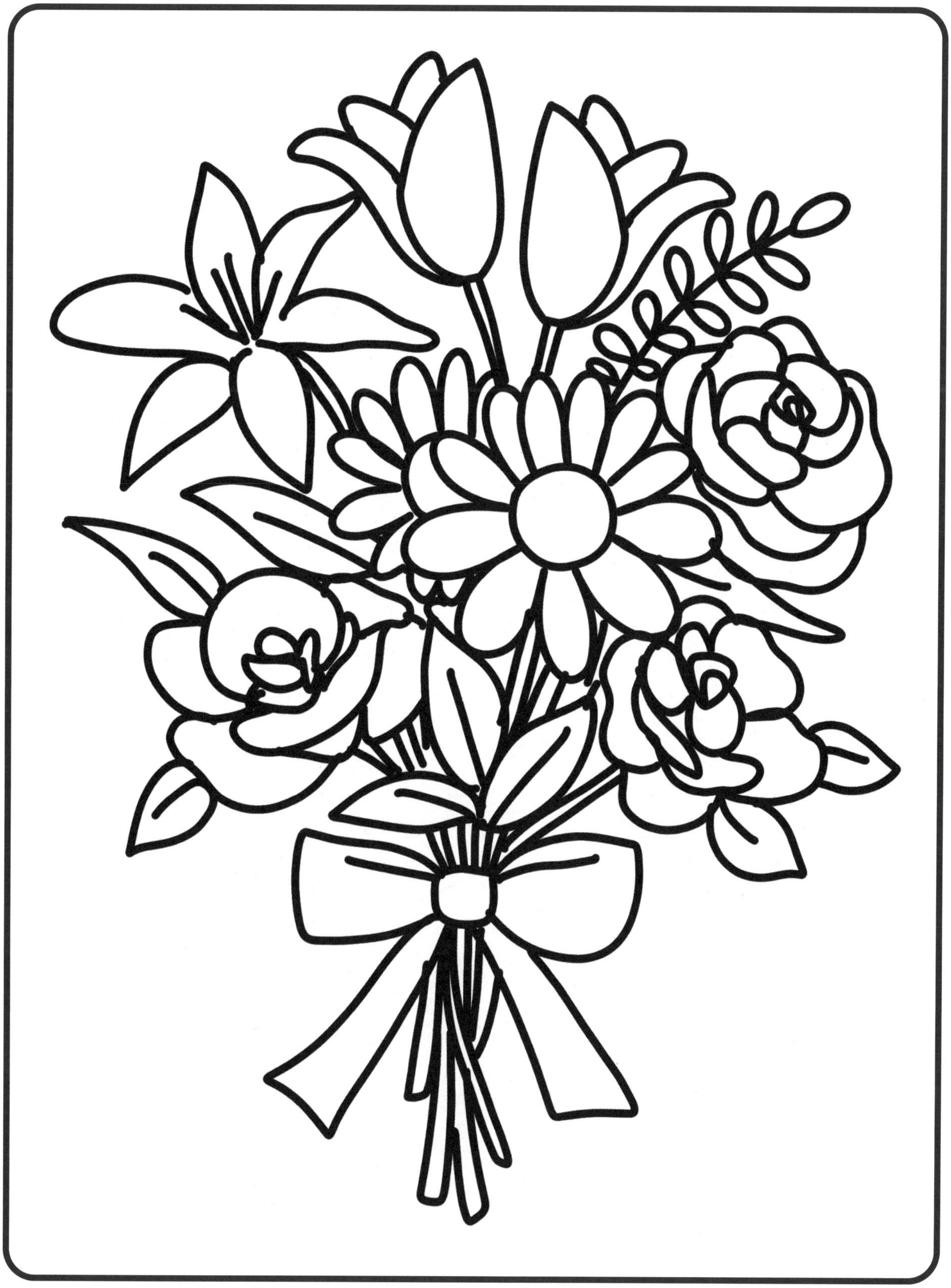

꽃밭 색칠하기

조금 더 복잡한 그림을 색칠해 볼까요?

자신이 쓰고 싶은 색깔을 이용해 마음껏 색칠해 보세요.

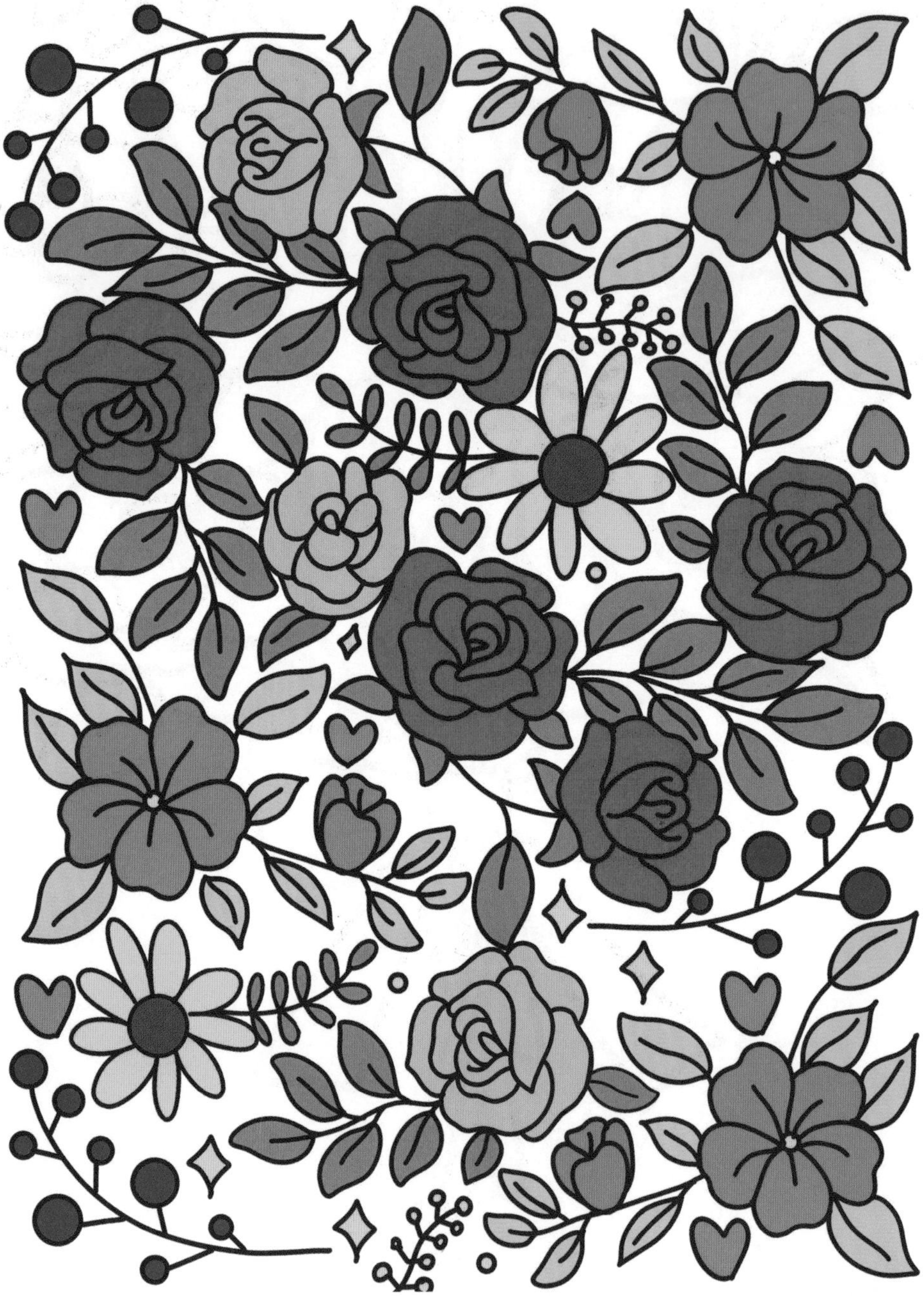

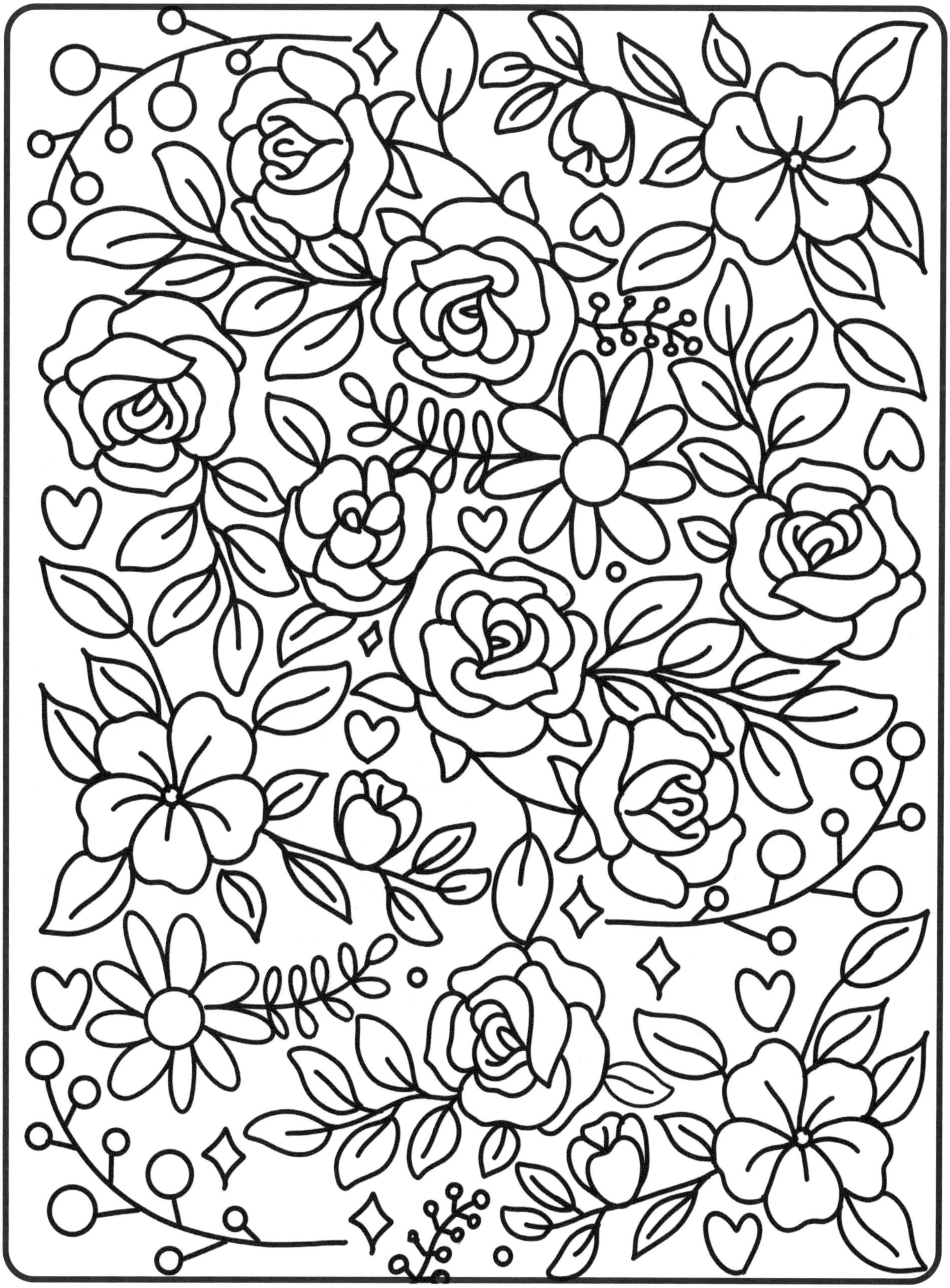

4일차 강의

4일차

노래 교실 가는 날

오늘은 문화센터 노래 교실에 가는 날.
노래는 잘하지 못해도 사람들과 어울려 노래 부르는 것이 참 좋다.
오늘은 옛 동요 '햇볕은 쨍쨍'을 다 같이 불렀다. 늘상 가요만 부르다가
오랜만에 동요를 부르니 다들 어린 시절로 돌아간 듯
목소리가 더 커지고 신이 났다. 아무 걱정 없이 친구들과 소꿉놀이하고
놀던 그때가 참 그리운 요즘이다.

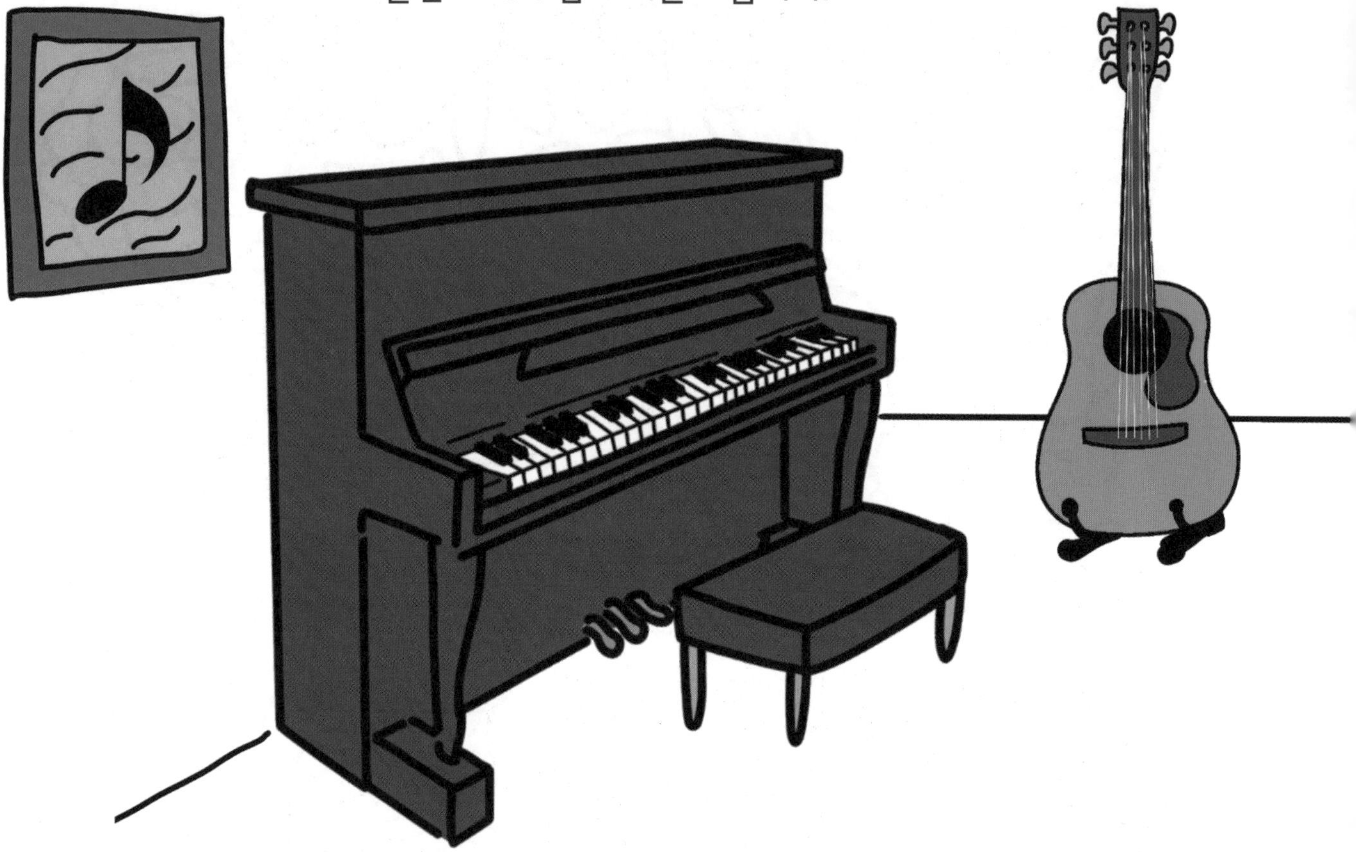

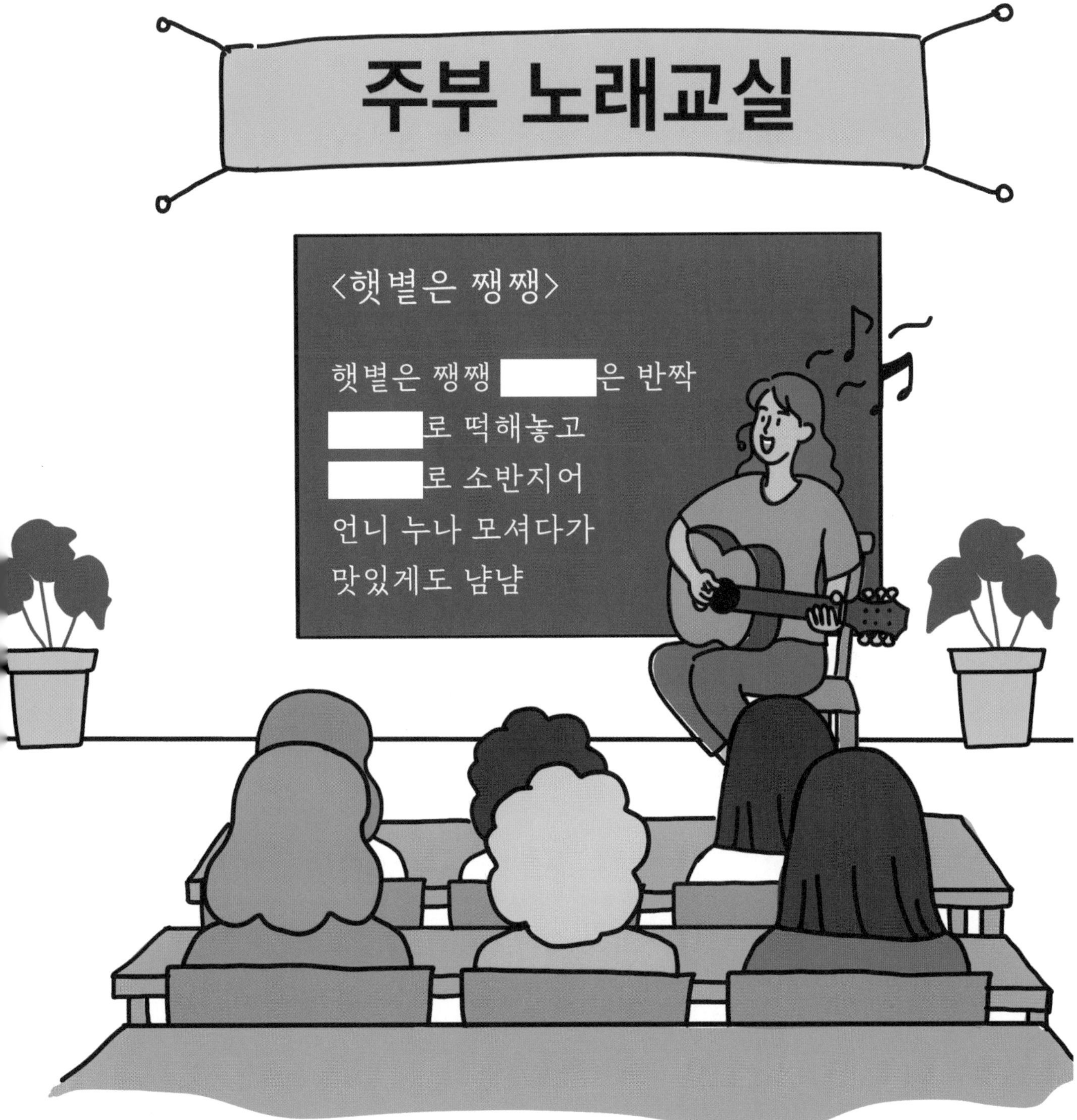

기억력

1. 칠판의 네모칸에 들어갈 단어를 순서대로 써보세요.

판단력

2. 노래 제목과 그 노래를 부른 가수를 선으로 이어 보세요.

어머나 ●	● 노사연
아모르파티 ●	● 주현미
비 내리는 영동교 ●	● 설운도
사랑의 트위스트 ●	● 임영웅
만남 ●	● 장윤정
이젠 나만 믿어요 ●	● 이미자
동백 아가씨 ●	● 김연자
찐이야 ●	● 영탁

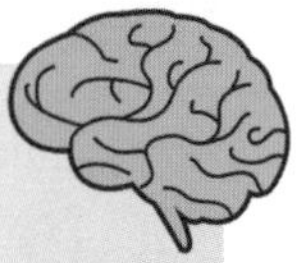

〈뇌가 튼튼해지는 이야기〉

여러 명이 모여 함께 합창하며 웃는 활동은 치매 예방에 도움이 됩니다.

판단력

3. 아래 그림에 알맞은 악기 이름을 빈칸에 적어보세요.

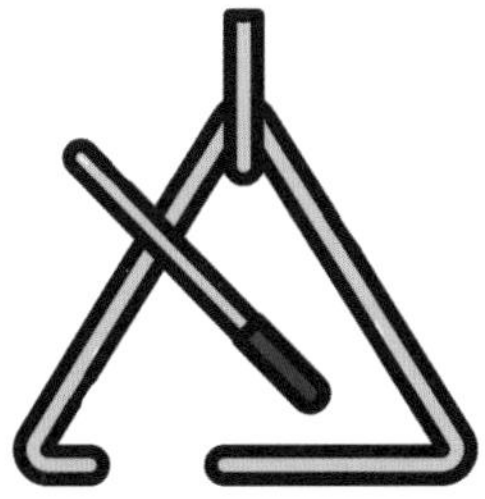
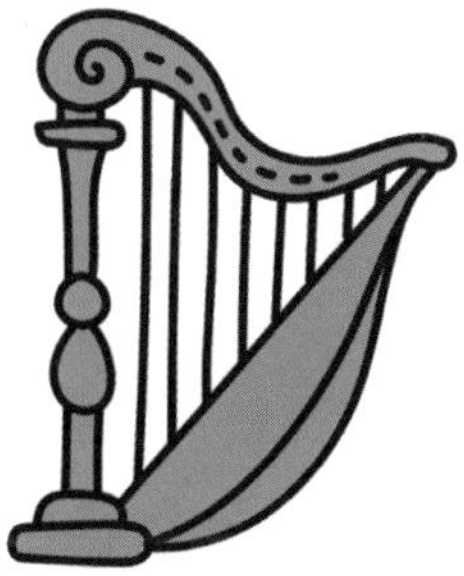
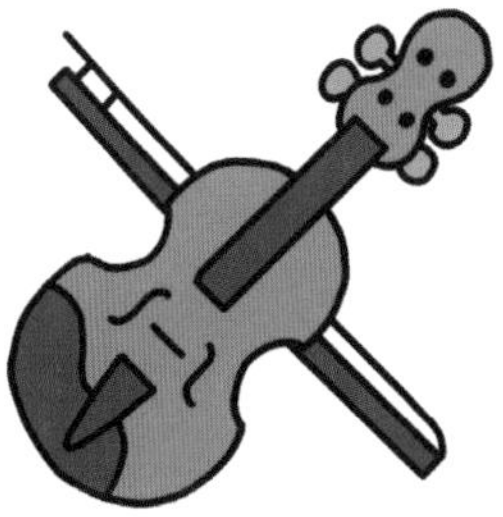

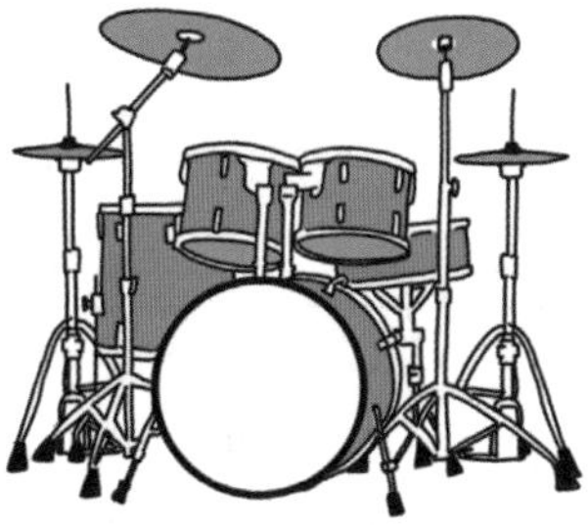
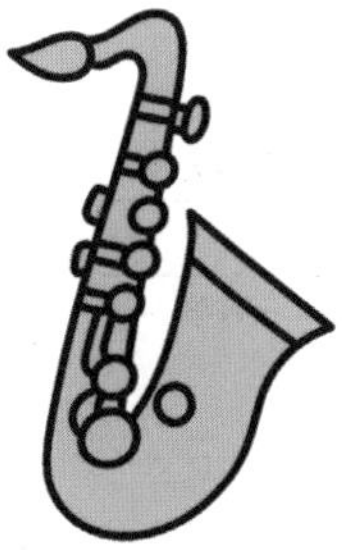

ㅅㅅㅍ

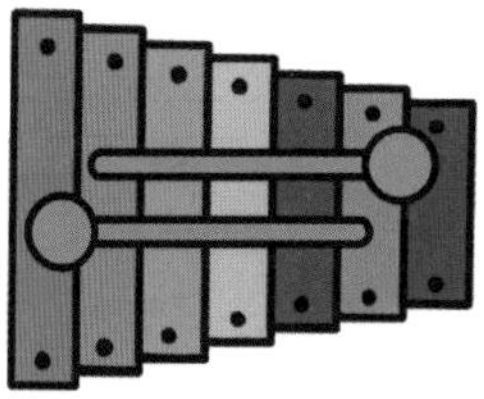

계산력

4. 노래 교실 회비는 3개월에 45,000원입니다. 1년 동안 노래 교실을 다닌다면 회비는 총 얼마일까요?

원

표현력

5. 악보를 보며 '햇볕은 쨍쨍'을 크게 불러보세요. 가사를 바꿔도 좋습니다.

햇볕은 쨍쨍

작사 최옥란
작곡 홍난파

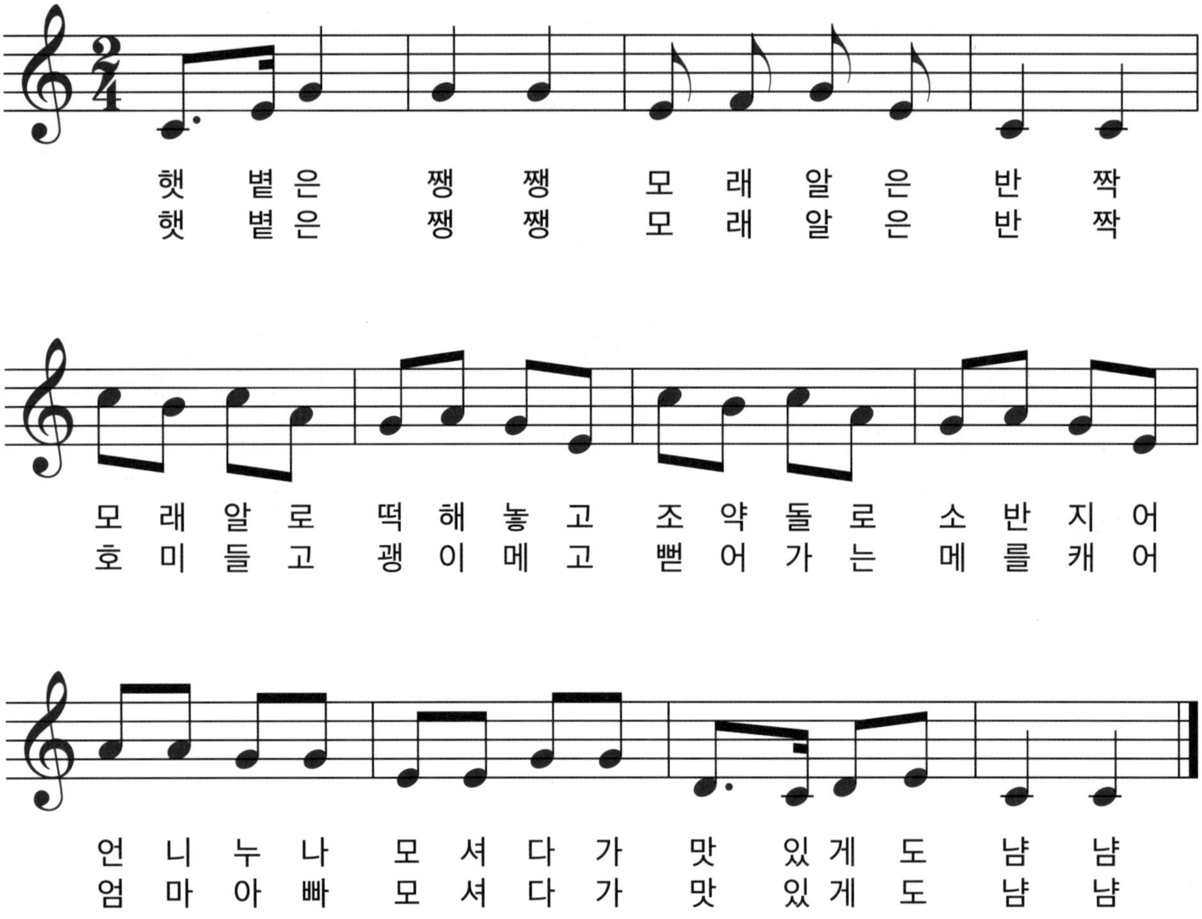

기억력

6. 노래 제목을 생각나는 대로 써보세요.

기억력

7. 당신의 애창곡 제목과 그 노래 가사 중 가장 마음에 와 닿는 부분을 적어보세요.

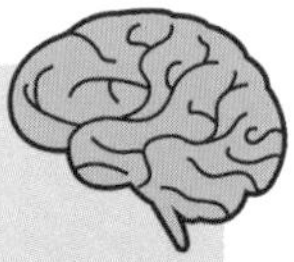

〈뇌가 튼튼해지는 이야기〉

노래 가사 외우기는 뇌의 인지 능력을 높이는 데 아주 좋습니다.
<햇볕은 쨍쨍>의 가사를 외워 불러볼까요?

5일차 강의

5일차

두뇌 집중의 힘 2

'봉선화', '오빠 생각'을 부르며 가사를 따라 써봅시다.
뇌와 손이 함께하는 필사는 주의력 향상에 도움이 됩니다.

〈봉선화〉 필사하기

봉선화

울밑에선 봉선화야 / 네모양이 처량하다
길고긴날 여름철에 / 아름답게 꽃필적에
어여쁘신 아가씨들 / 너를반겨 놀았도다.

어언간에 여름가고 / 가을바람 솔솔불어
아름다운 꽃송이를 / 모질게도 침노하니
낙화로다 늙어졌다 / 네모양이 처량하다.

북풍한설 찬바람에 / 네형체가 없어져도
평화로운 꿈을꾸는 / 너의혼이 예있나니
화창스런 봄바람에 / 환생키를 바라노라.

<오빠 생각> 필사하기

오빠 생각

1. 뜸북뜸북 뜸북새 논에서 울고
뻐꾹뻐꾹 뻐꾹새 숲에서 울제
우리오빠 말타고 서울가시며
비단구두 사가지고 오신다더니

2. 기럭기럭 기러기 북에서 오고
귀뚤귀뚤 귀뚜라미 슬피 울건만
서울가신 오빠는 소식도 없고
나뭇잎만 우수수 떨어집니다

6일차 강의

6일차

재래시장에서 장 보기

오늘은 인근 재래시장에 오일장이 서는 날이라 구경도 할 겸,
장을 보러 다녀왔다. 북적북적, 시끌시끌... 사람 사는 맛이 났다.
내가 좋아하는 두릅이랑 엄나무 순이랑 머위잎을 잔뜩 사 왔다.
한동안 안 보이시던 엿장수 할아버지가 나오셨길래
얼른 엿을 사서 입에 물고 돌아서는데, 갑자기 뻥이요~~!
뻥튀기 소리에 놀라 엿을 꽉~, 임플란트 깨질 뻔했다.

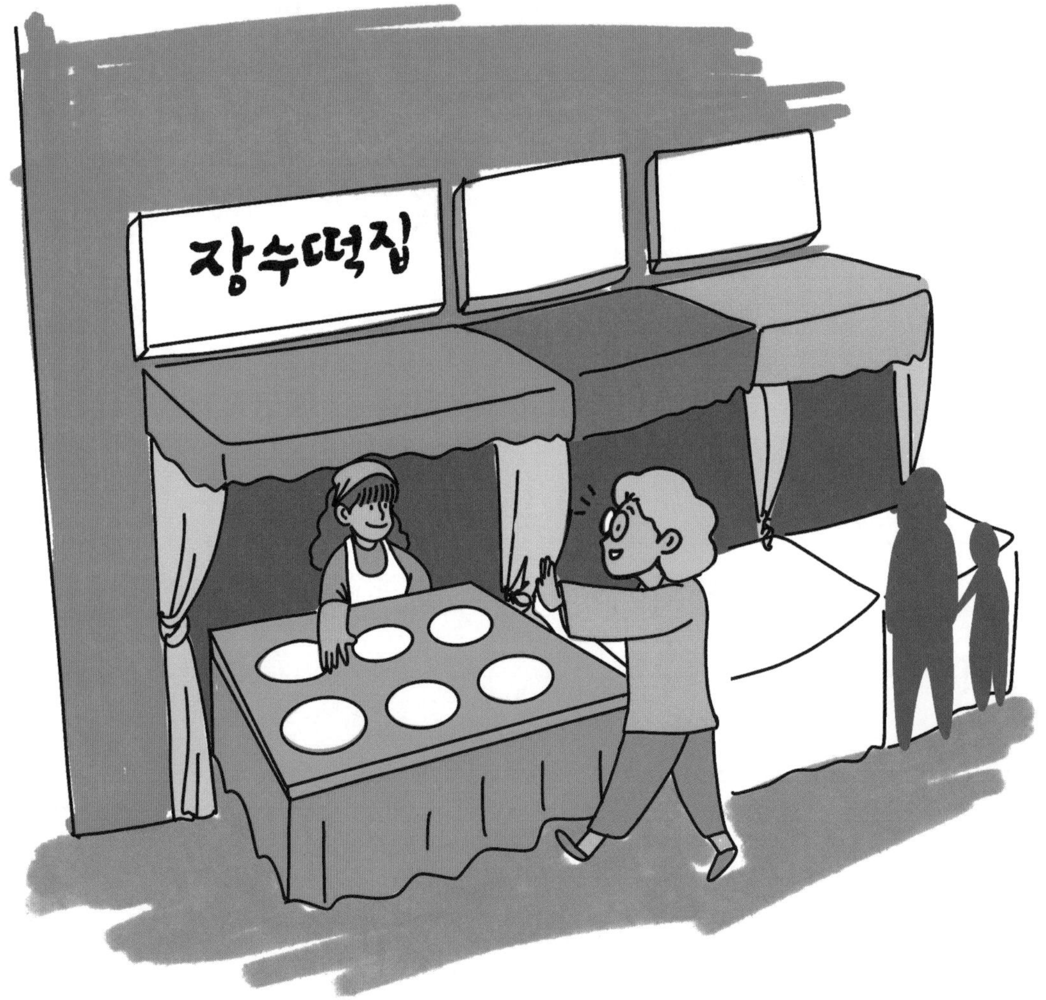

기억력

1. 떡 이름을 최대한 많이 적어보세요.

인절미, 절편

시공간력

2. 보기를 참고해서 깨진 엿 조각에 번호를 붙여보세요.

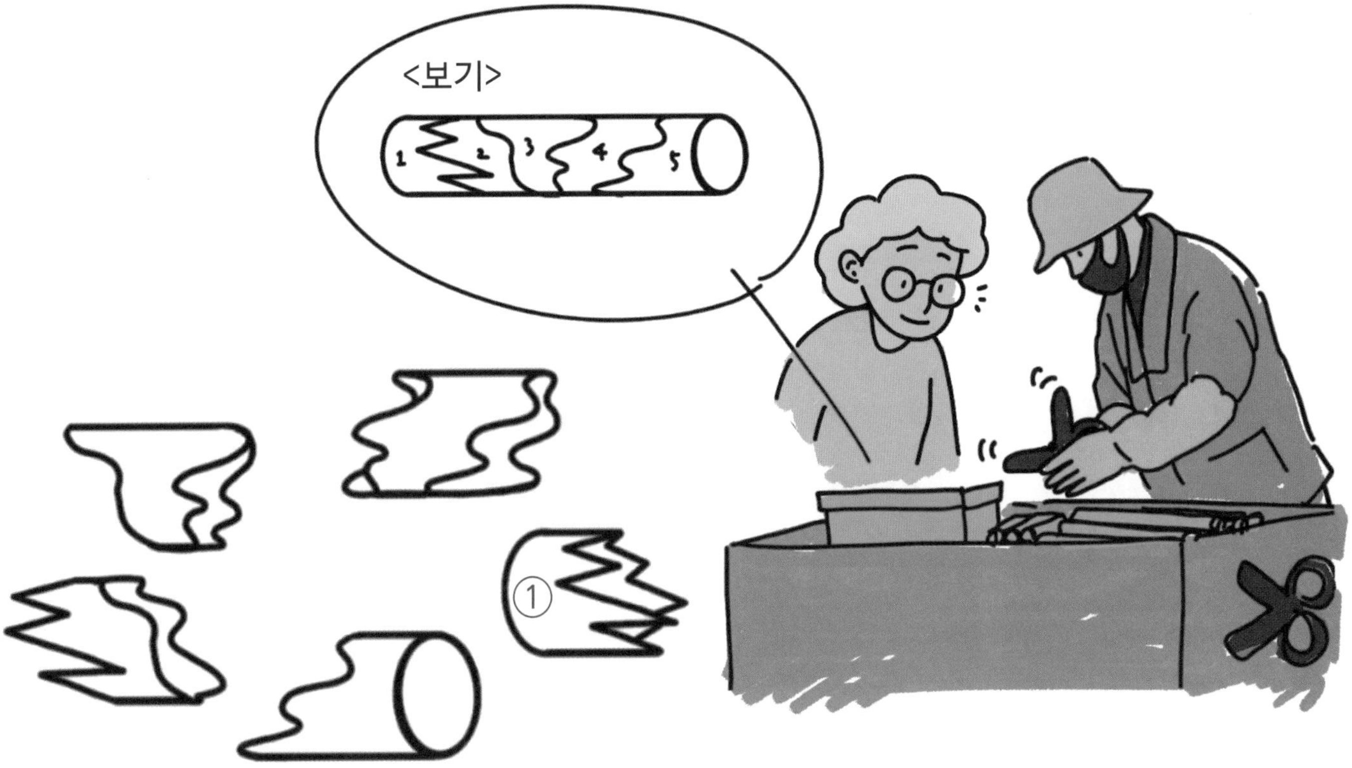

판단력

3. 아래 설명을 보고 알맞은 떡을 적어보세요.

① 이사를 하고 난 후, 주로 이웃과 나눠 먹는 떡. 붉은 팥을 많이 씁니다.

____

② 추석마다 꼭 만들어 먹는 떡. 멥쌀가루에 소를 넣어 만듭니다.

____

시공간력

4. 생선가게에서 살 수 있는 생선 이름입니다. 글자들을 재배치하여 이름을 바르게 만들어 보세요.

예시) | 어 | 고 | 등 | → | 고 | 등 | 어 |

| 지 | 꾸 | 미 | 라 | → | | | | |

| 수 | 임 | 연 | → | | | |

| 낙 | 세 | 지 | 발 | → | | | | |

| 도 | 리 | 다 | → | | | |

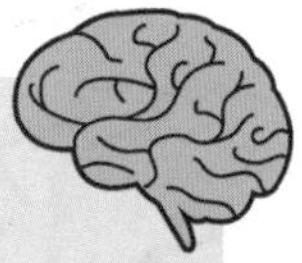

〈뇌가 튼튼해지는 이야기〉

음식은 노인의 기억력 등 인지 능력에 직접적인 도움을 줍니다.
채소, 견과류 등을 풍부하게 섭취하고, 가공육이나 튀김을 피하세요.

판단력

5. 그림의 일부분을 보고 어떤 야채와 과일인지 적어보세요.

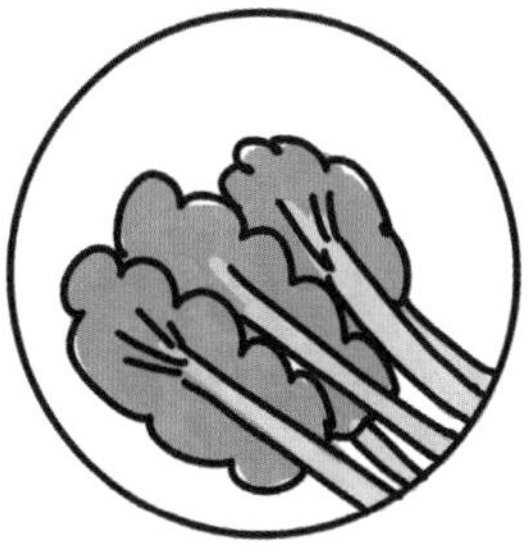

상추

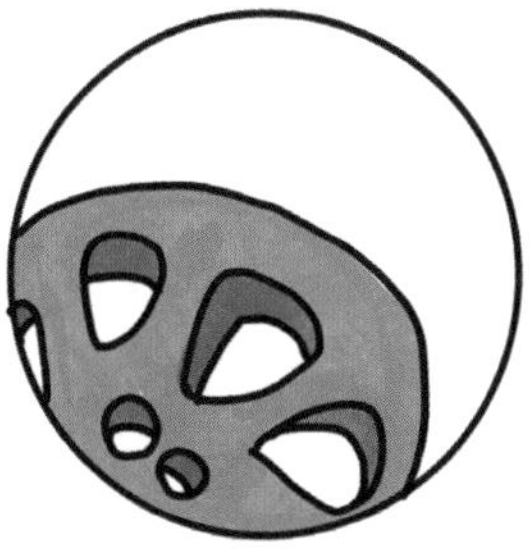

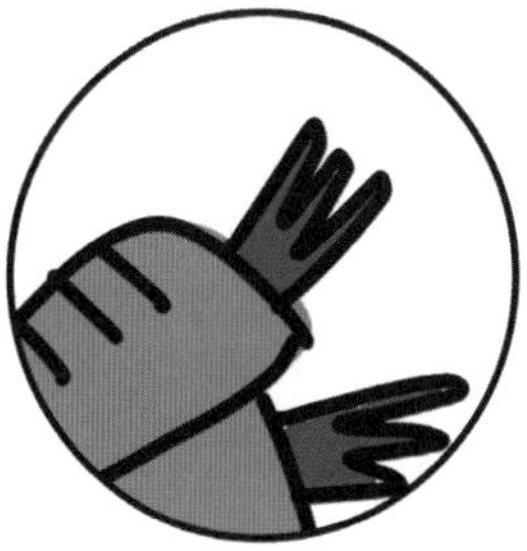

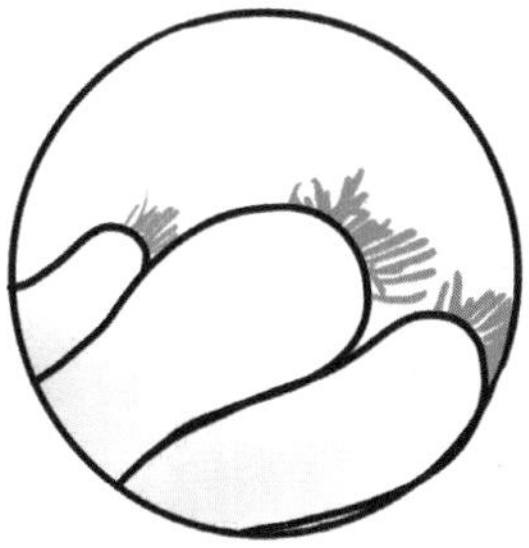

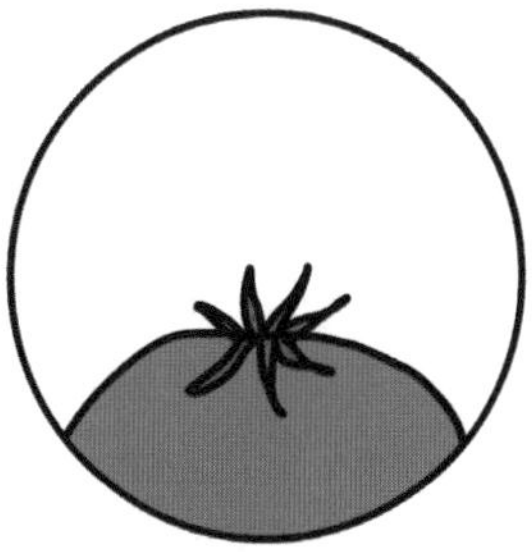

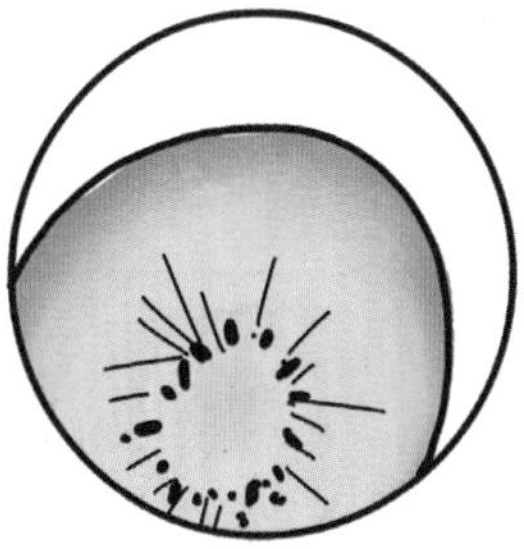

언어력

6. 예시처럼 네모 속에 있는 두 글자를 골라 짝을 지어 단어를 만들어 보세요.

고		발
신	수	시
	박	장

박수, 시장

7일차 강의

7일차

옷 사러 가기

오늘은 오랜 친구 영애네 아들 결혼식에 입고 갈 옷을 사러 갔다.
산 세월은 켜켜이 쌓였는데 왜 입을 옷은 항상 없는 건지 원...
치자색 스카프와 꽃무늬 원피스 하나를 골라 왔다.
옷 사러 돌아다닐 땐 어디서 그런 괴력이 나는지 피곤한 줄도 모르다가
집에 오니 숟가락 들 힘도 없다.

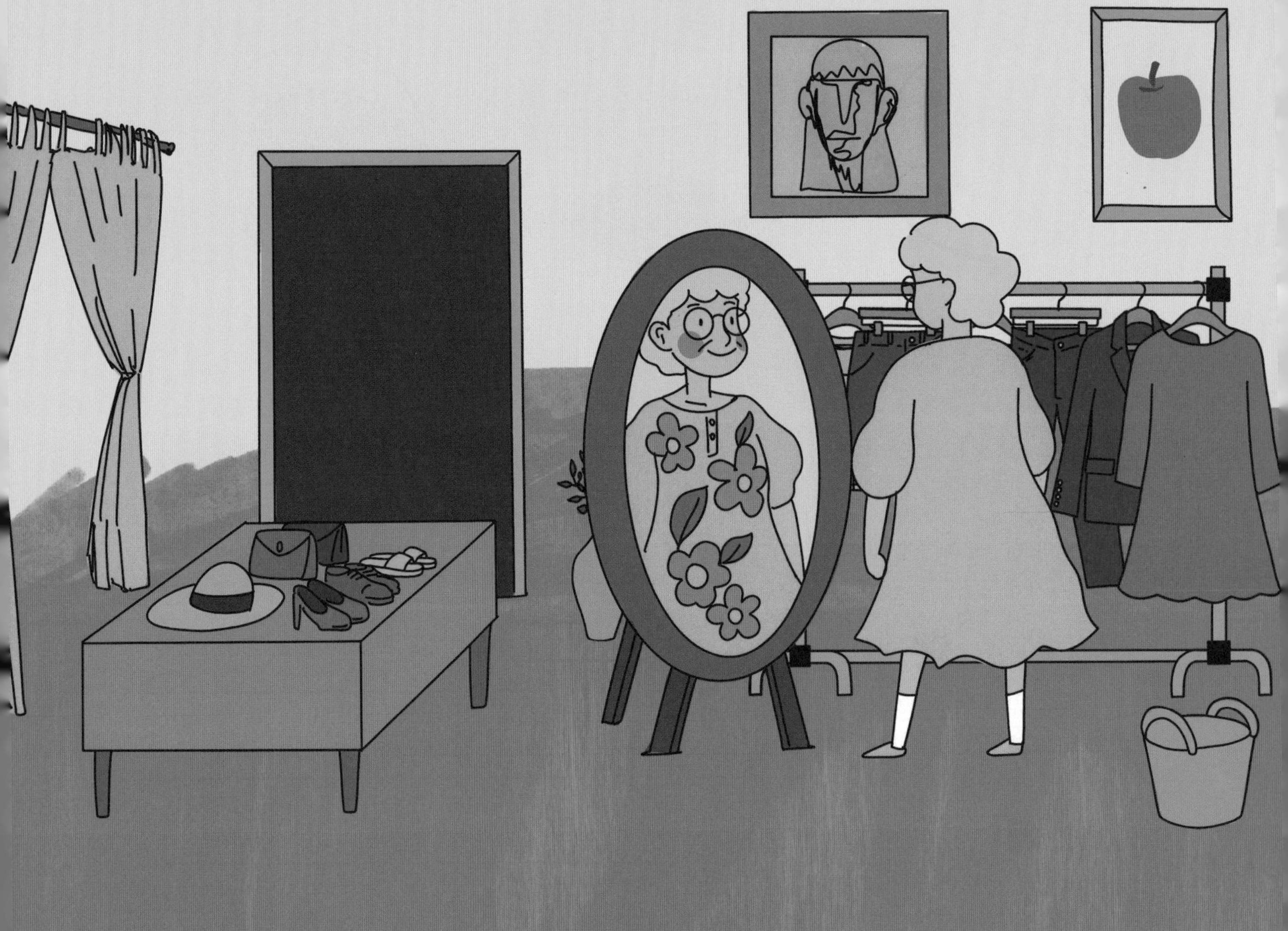

시공간력

1. 왼쪽 그림의 OK 할머니가 거울로 비춰 보고 있는 원피스를 찾아보세요.

①

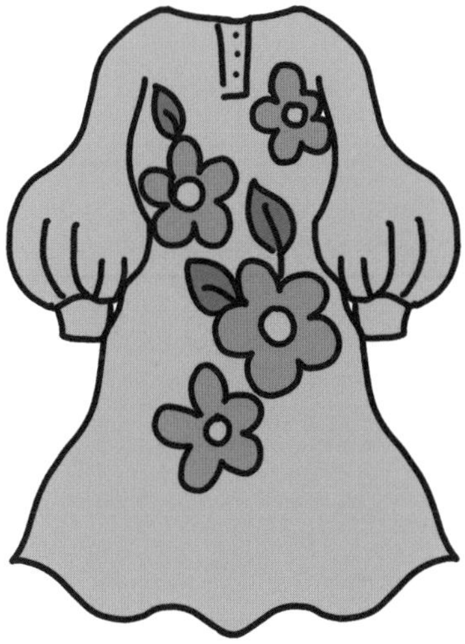

②

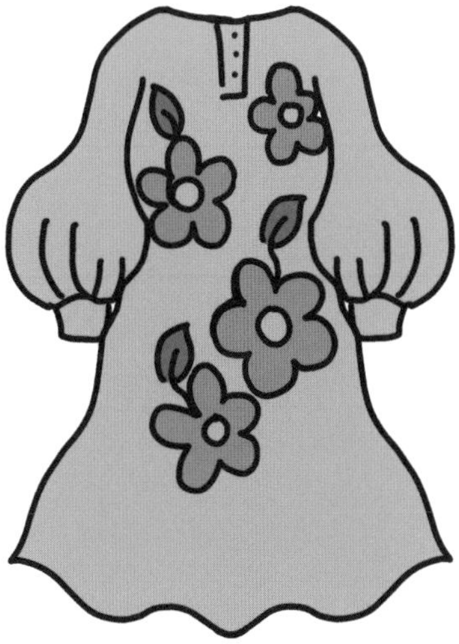

③

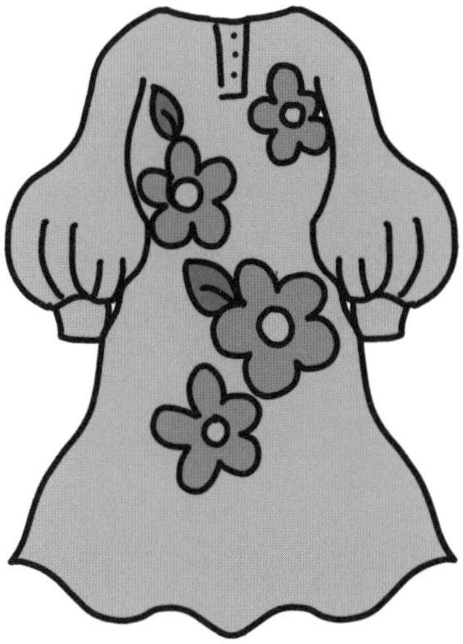

④

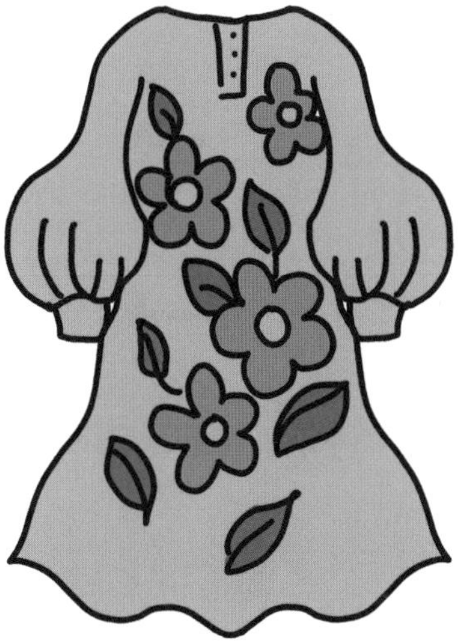

〈뇌가 튼튼해지는 이야기〉

새로운 옷차림을 해본다거나, 새로운 사람을 만나는 시도는
뇌의 노화를 늦추는 데 도움이 됩니다.

기억력

2. 옷을 만들 수 있는 옷감의 종류를 생각나는 대로 최대한 써보세요.

모시

언어력

3. 앞뒤 단어를 보고 빈칸에 들어갈 알맞은 단어를 적어보세요.

원피스	→		→	승용차	→
차돌박이	→		→	소고기	→
	→	자전거	→		→
	→		→		

판단력

4. 주어진 옷과 관련 있는 그림을 연결해 보세요.

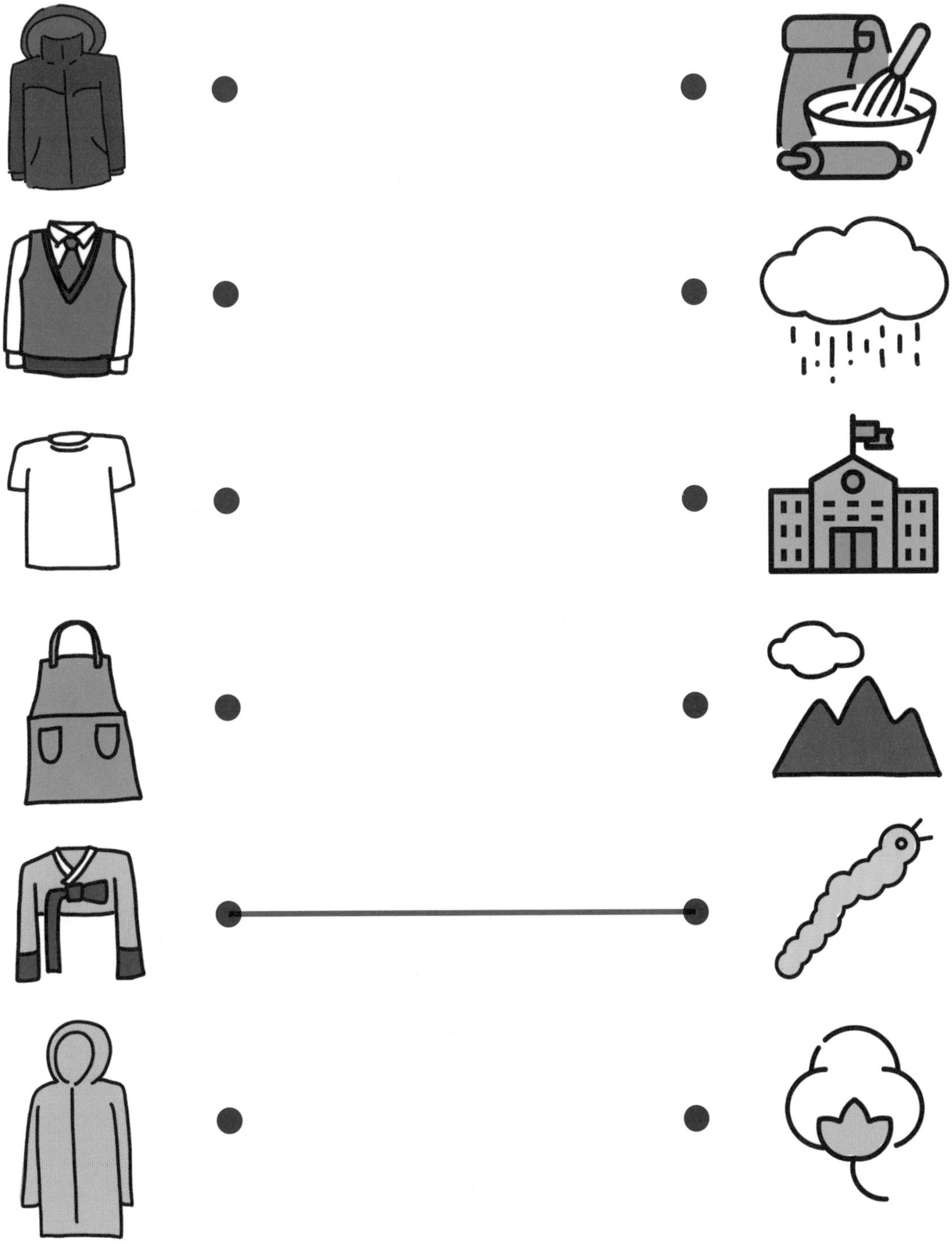

집중력

5. 두 그림에서 다른 부분 5군데를 찾아 동그라미로 표시해 보세요.

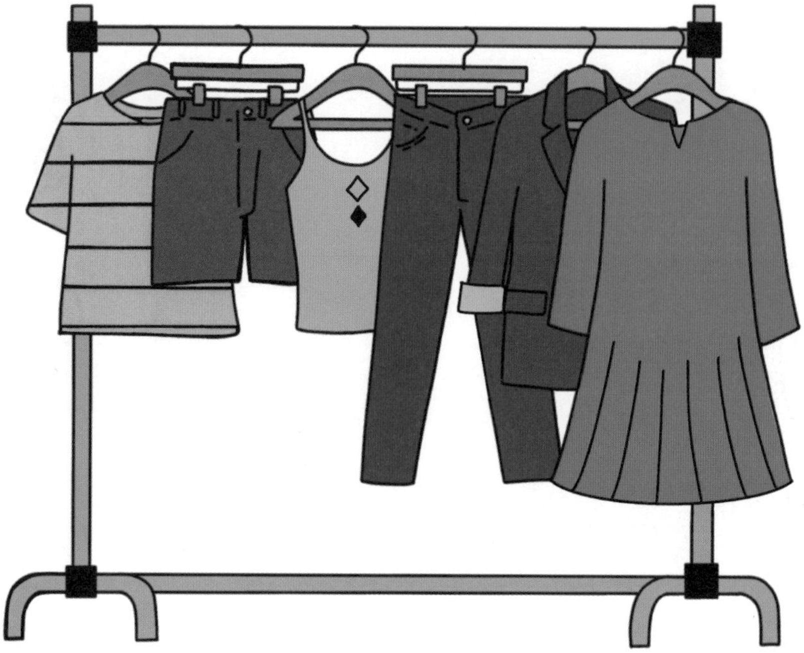

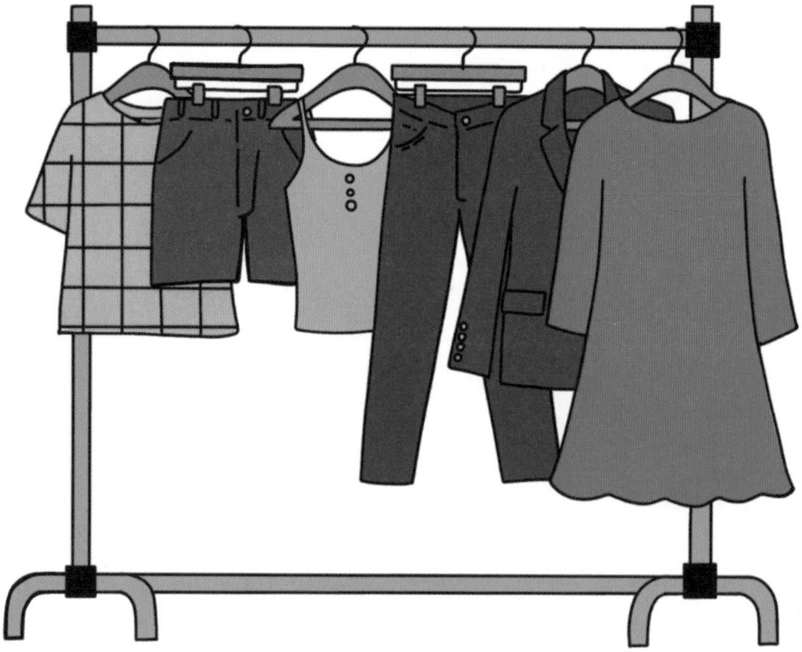

시공간력

6. 예시처럼 두 번 접은 스카프를 펼치면 오른쪽과 같이 됩니다. 예시를 참고해서 아래 스카프의 펼친 모양을 그려보세요.

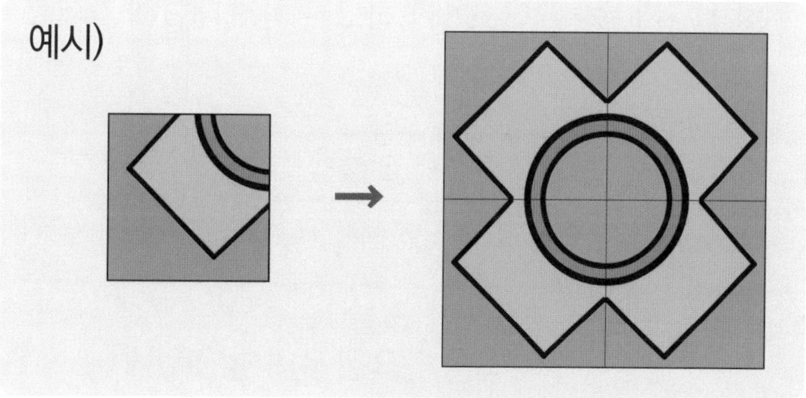

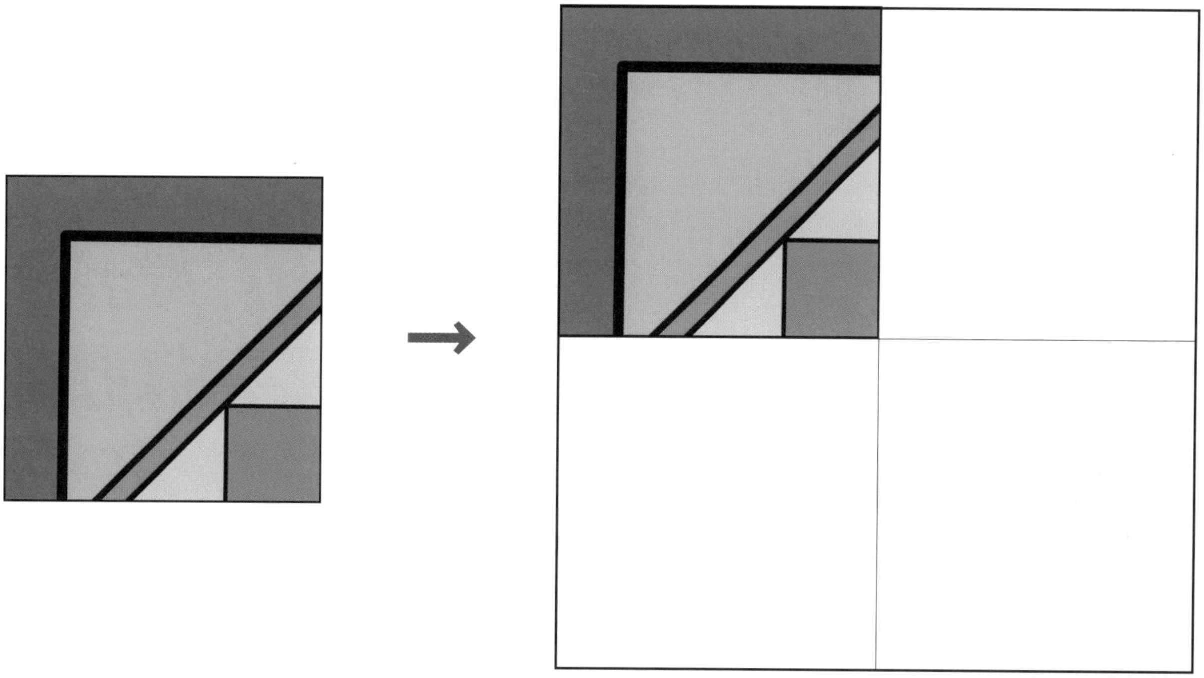

〈뇌가 튼튼해지는 이야기〉

그림을 추측하는 문제는 전두엽을 활성시킵니다.

8일차 강의

8일차

두뇌 집중의 힘 3

아래 질문의 답을 적어보세요.

친한 친구가 물어본다고 생각하고 편하게 대답해 주세요.

질문에 답하기

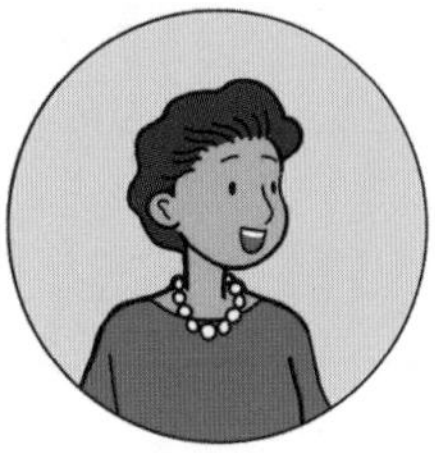

안녕하세요. 오늘 입으신 옷이 참 멋있네요!

그 옷에 대해 자세히 설명해 주세요.(스타일, 색상, 무늬 등)

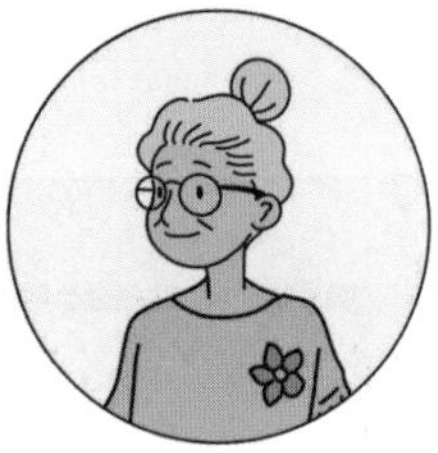

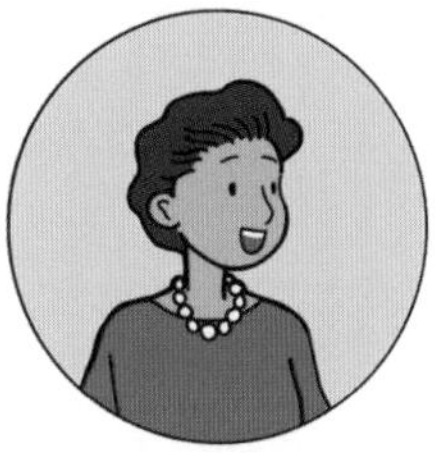

어제 저녁 메뉴는 뭐였나요?

오늘은 무슨 음식을 먹을 예정인가요?

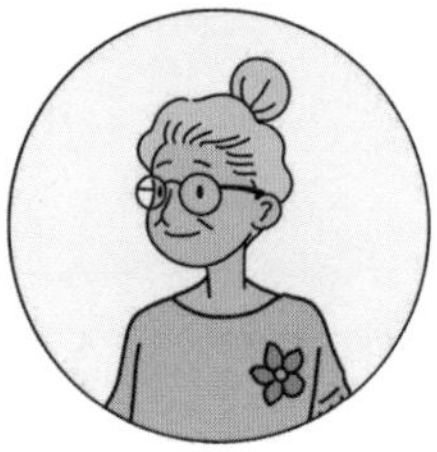

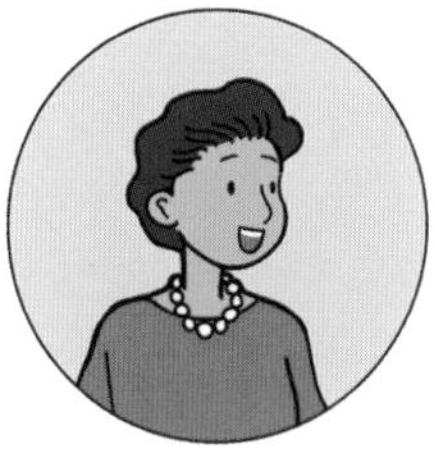

할머니 생일은 언제인가요?
가족들 생일도 기억나는 대로 이야기 해주세요.

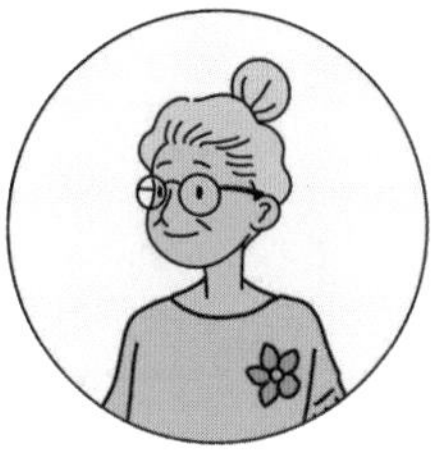

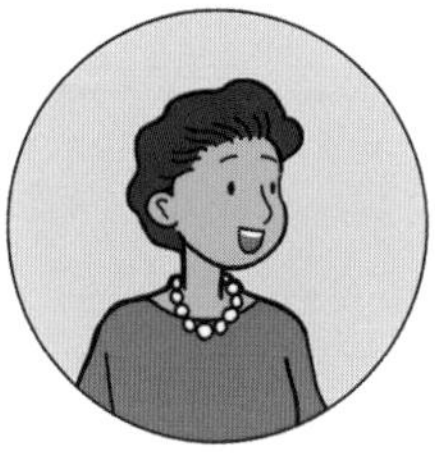

할머니가 가장 좋아하는 음식은 무엇인가요?
가장 좋아하는 음식점은 어디예요?

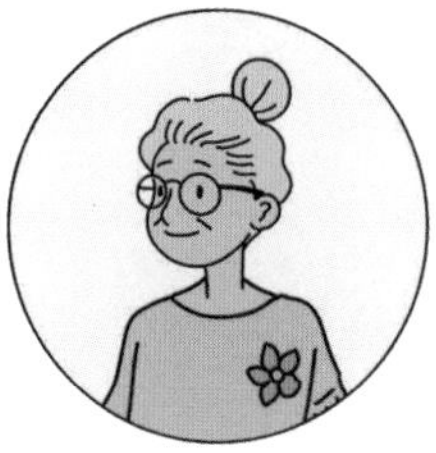

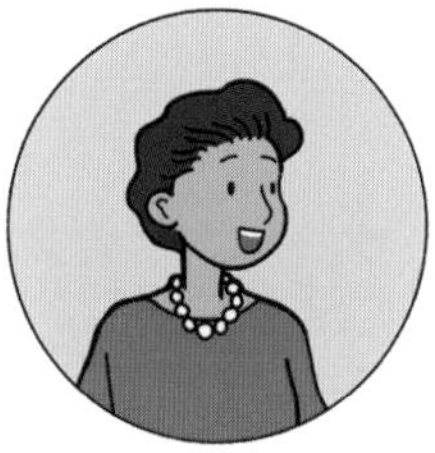

오늘은 무슨 요일인가요?
오늘은 무슨 일을 했나요? 기억나는 한 가지를 이야기 해주세요.

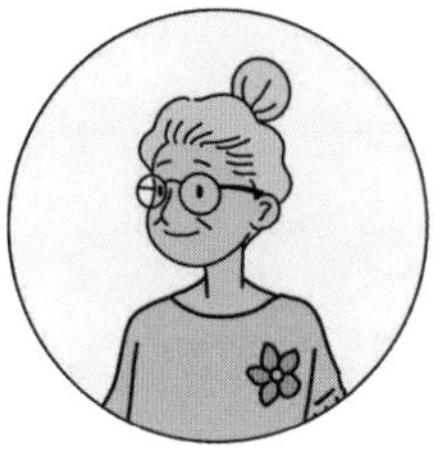

하루를 뒤돌아보면서 일기를 써보세요.

두 가지 일기 형식 중 좋아하는 것을 선택하여 적어보세요.

그림 일기 쓰기

년 월 일 요일	날씨 ☀ ☁ ☂ ❄
제목	

일기 쓰기

년 월 일 요일	날씨
제목	

9일차 강의

9일차

동물원 놀러가기

오늘은 손주들을 데리고 동물원에 갔다 왔다. 아주 예전, 우리 아이들이 어릴 적 갔었던 기억이 나면서 세월이 이렇게나 많이 흘렀구나 하는 생각이 들었다. 아이들에겐 더없이 좋은 구경이지만, 갇혀있는 동물들이 너무 안쓰러웠다. 내가 좋아하는 방송 '동물의 왕국'처럼 저들도 그냥 끝없이 펼쳐진 자연 속에서 살아가면 좋을 텐데 하는 마음으로 바라봤다. 하긴 뭐 거기도 살기 어렵드라만.

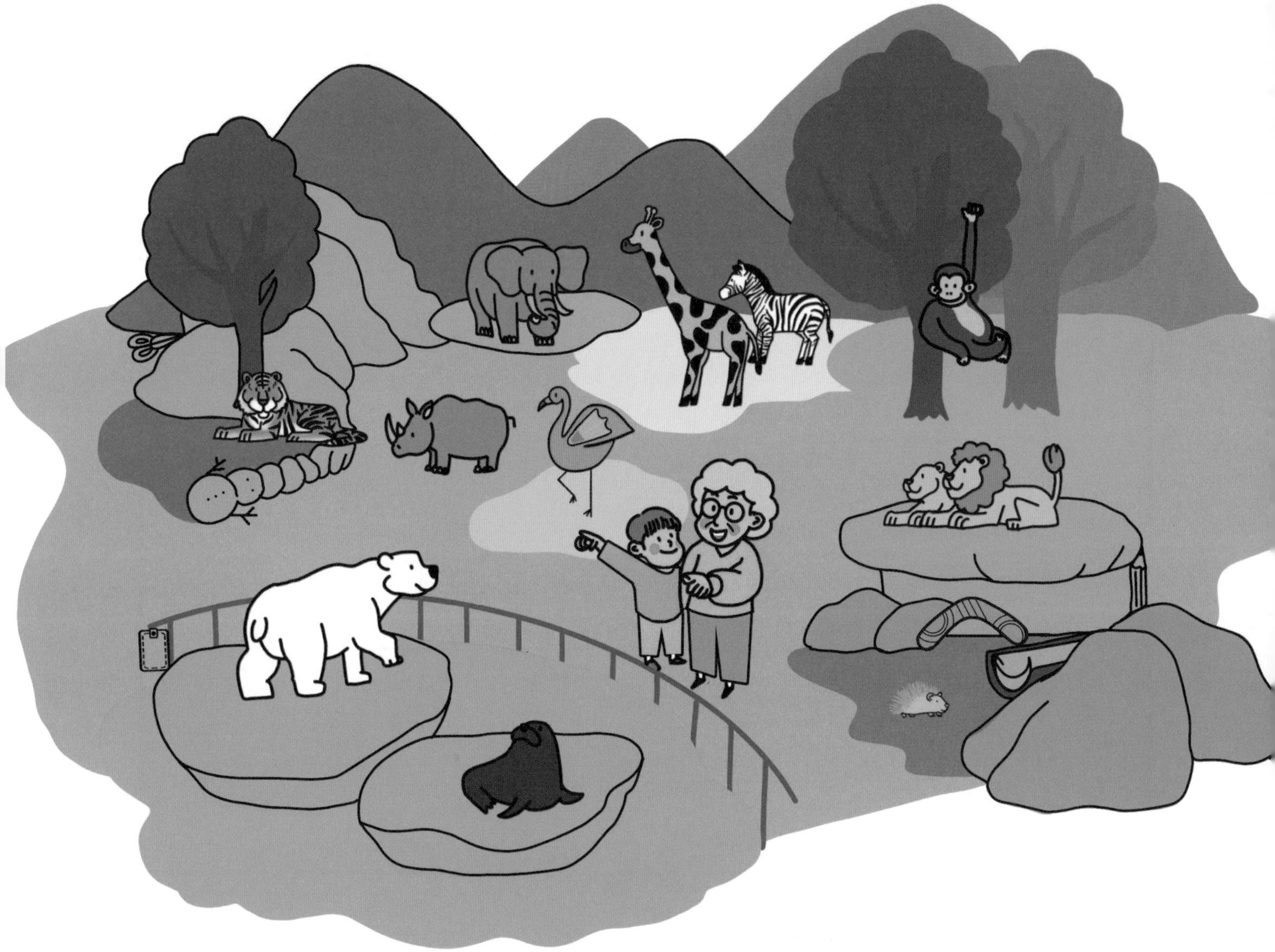

집증력

1. 동물원에 숨은 그림이 있습니다. 왼쪽 그림에서 가위, 초승달, 지갑, 연필, 눈사람, 오리발, 부메랑을 찾아보세요.

언어력

2. 주어진 초성을 보고 동물원에 있는 동물을 찾아 적어보세요.

초성	답	초성	답
ㄱ ㄹ	기 린	ㅇ ㄹ ㅁ	
ㅅ ㅈ		ㅇ ㅅ ㅇ	
ㅁ ㄱ		ㅋ ㄲ ㄹ	
ㅎ ㅎ		ㅎ ㄹ ㅇ	
ㅂ ㄱ ㄱ		ㅋ ㅃ ㅅ	

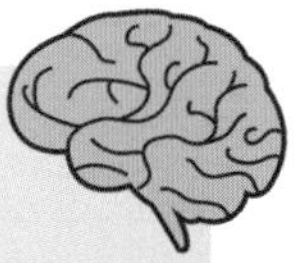

〈뇌가 튼튼해지는 이야기〉

다양한 체험 학습은 뇌 발달에 도움을 줍니다. 이번 주말엔 가족들과 근교로 나들이 다녀오는 건 어떤가요?

판단력

3. 수컷 사자 철수가 암컷 순이를 찾으려고 합니다. 생김새를 설명한 글을 보고 순이를 찾아보세요.

순이는 갈기가 없고
왼발이 오른발보다 앞에 있어요.
꼬리 끝이 물방울 모양이고,
혓바닥을 내밀고 있어요.

①

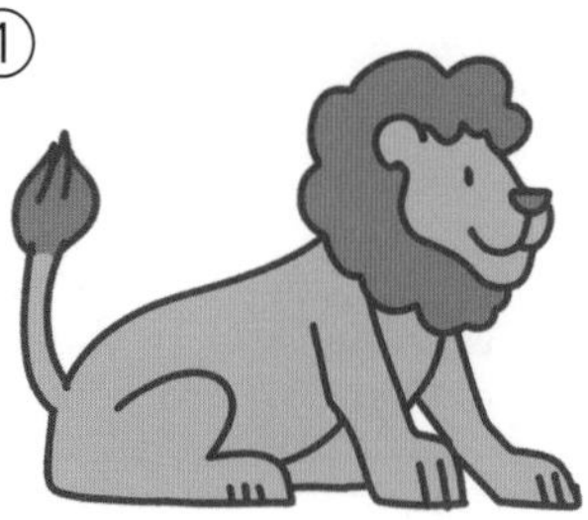

②

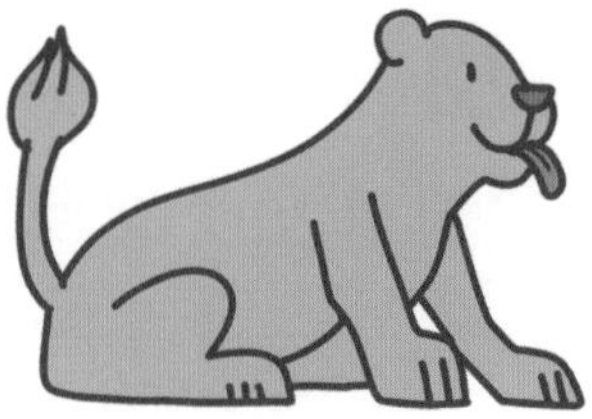

③

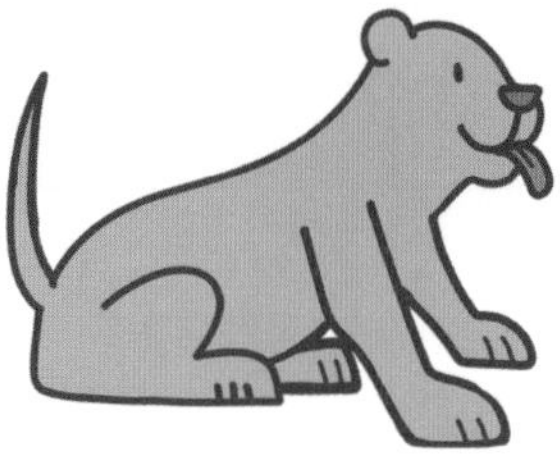

④

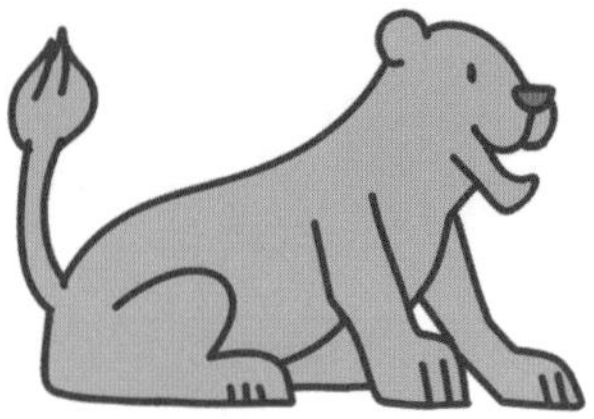

기억력

4. 새 이름을 생각나는 대로 최대한 많이 써보세요.

참새, 까치

판단력

5. 동물의 발 사진을 보고, 해당하는 동물 이름을 적어보세요.

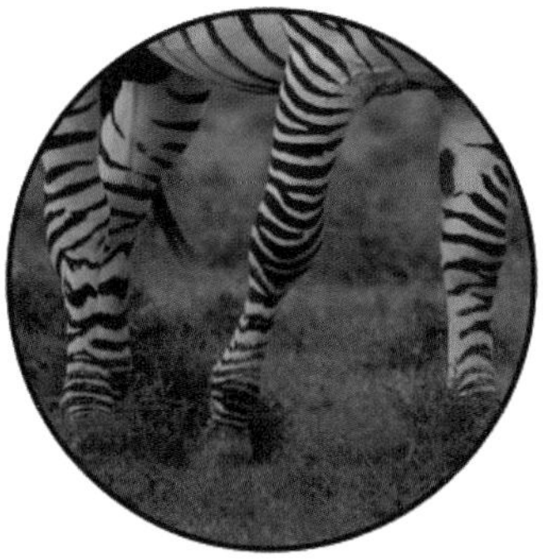

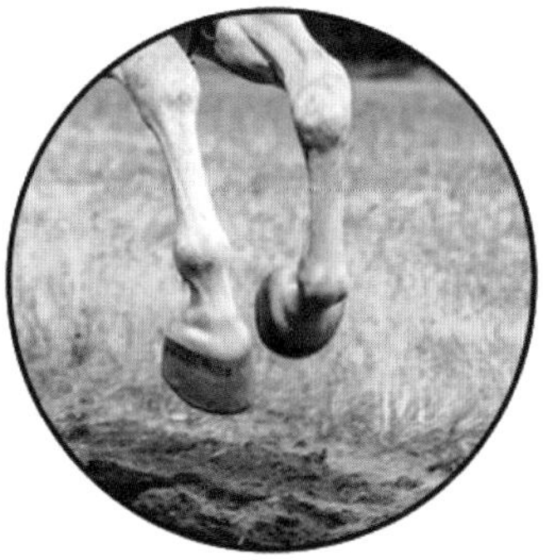

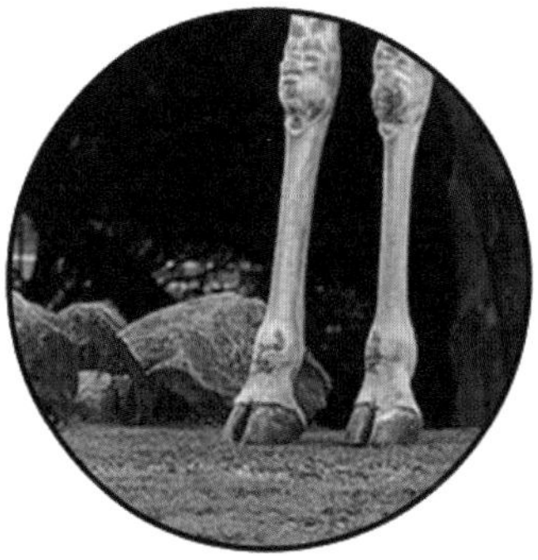

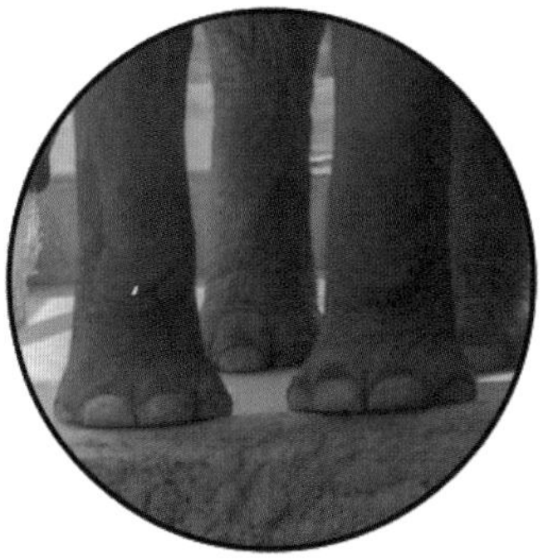

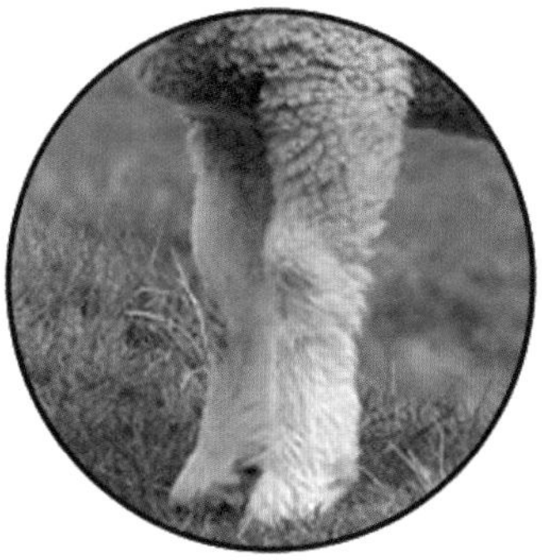

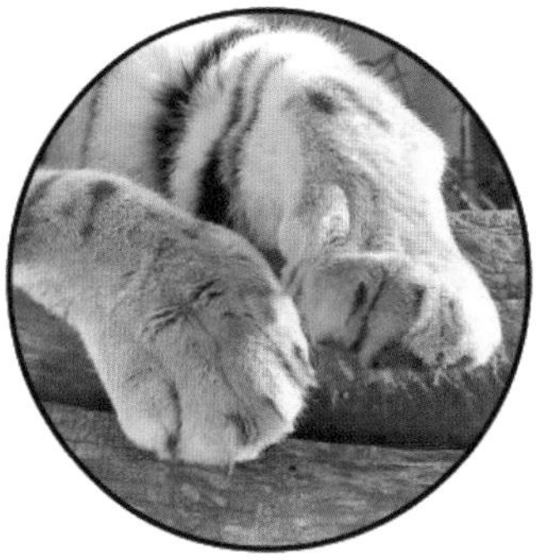

〈뇌가 튼튼해지는 이야기〉

반려동물은 노년의 삶에 좋은 친구가 될 수 있어요.
여러분은 어떤 반려동물을 키우고 싶으신가요?

기억력

6. 동물이 들어가는 속담이에요. 빈칸을 채워보세요.

① 우물 안 (　　　　　　　)

② (　　　　　　　)도 나무에서 떨어진다.

③ 하룻 (　　　　　　　) 범 무서운 줄 모른다.

④ (　　　　　　　) 싸움에 (　　　　　　　) 등 터진다.

⑤ (　　　　　　　) 쫓던 (　　　　　　　) 지붕만 쳐다본다.

⑥ (　　　　　　　)도 구르는 재주가 있다.

⑦ (　　　　　　　)먹고 알 먹는다.

⑧ (　　　　　　　) 날자 배 떨어진다.

⑨ 개천에서 (　　　　　　　) 난다.

⑩ (　　　　　　　)도 제 말하면 온다.

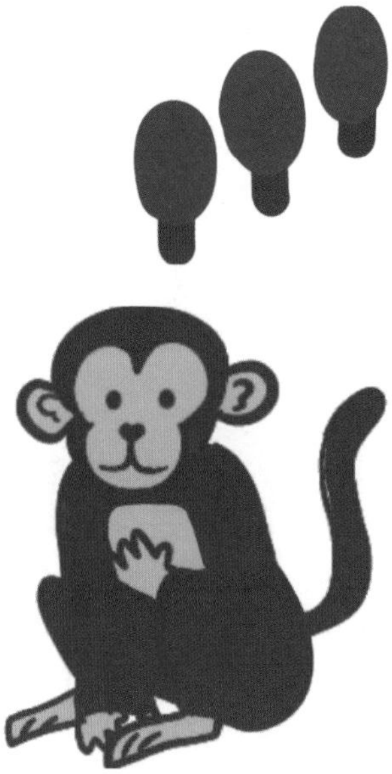

계산력

7. 할머니와 며느리, 6살, 9살 손자, 총 4명이 동물원에 입장하려고 합니다. OK 할머니는 경로 우대 티켓을 구매할 수 있습니다. 아래 표를 보고 지불해야 할 입장료를 계산해 보세요.

구분	가격
일반	13,000원
경로 우대	50% 할인
초등학생	9,000원
6세 이하	7,000원

________ 원

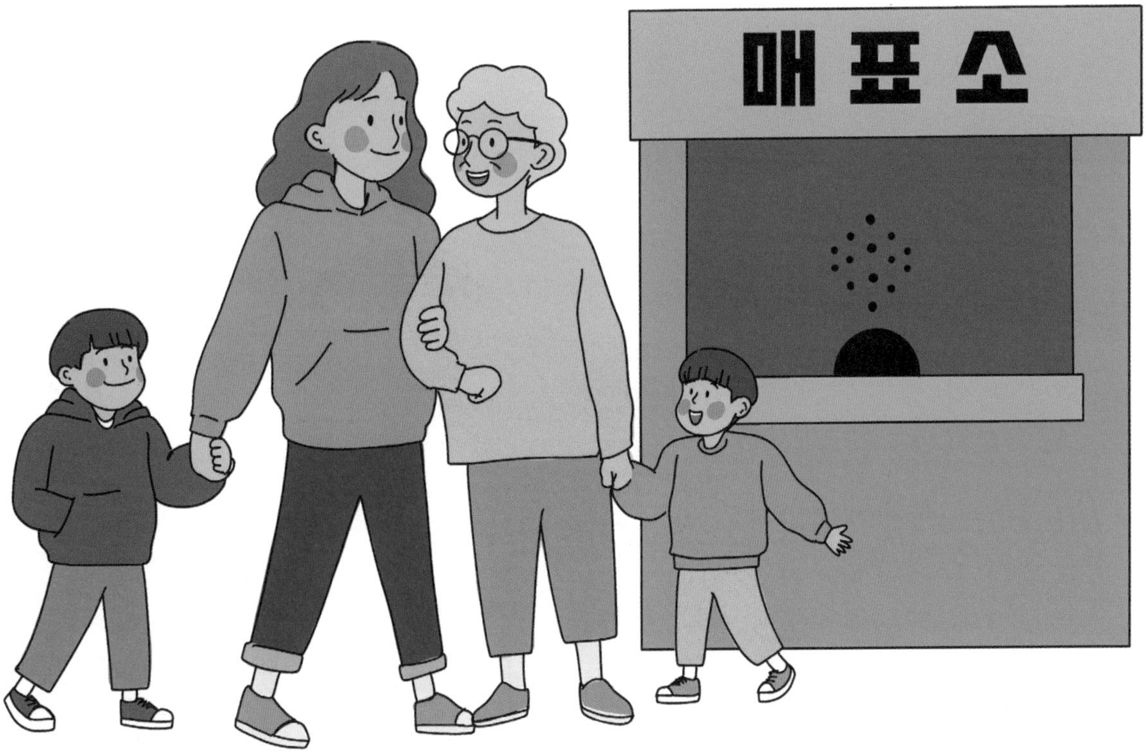

10일차 강의

10일차

제주도 여행

오늘은 꼭두새벽부터 움직여 친구들과 제주도에 놀러 왔다.
제주도도 많이 변했고, 우리도 많이 변했다.
남는 건 사진이라고 얼마나 찍어댔는지 모른다.
햇살도 좋고, 바람도 좋고, 오랜만에 미세먼지도 없고, 하루 종일 하하 호호.
밤이 된 지금, 다들 다리 아프다고 끙끙. 이 나이의 여행은 관절 싸움이다.

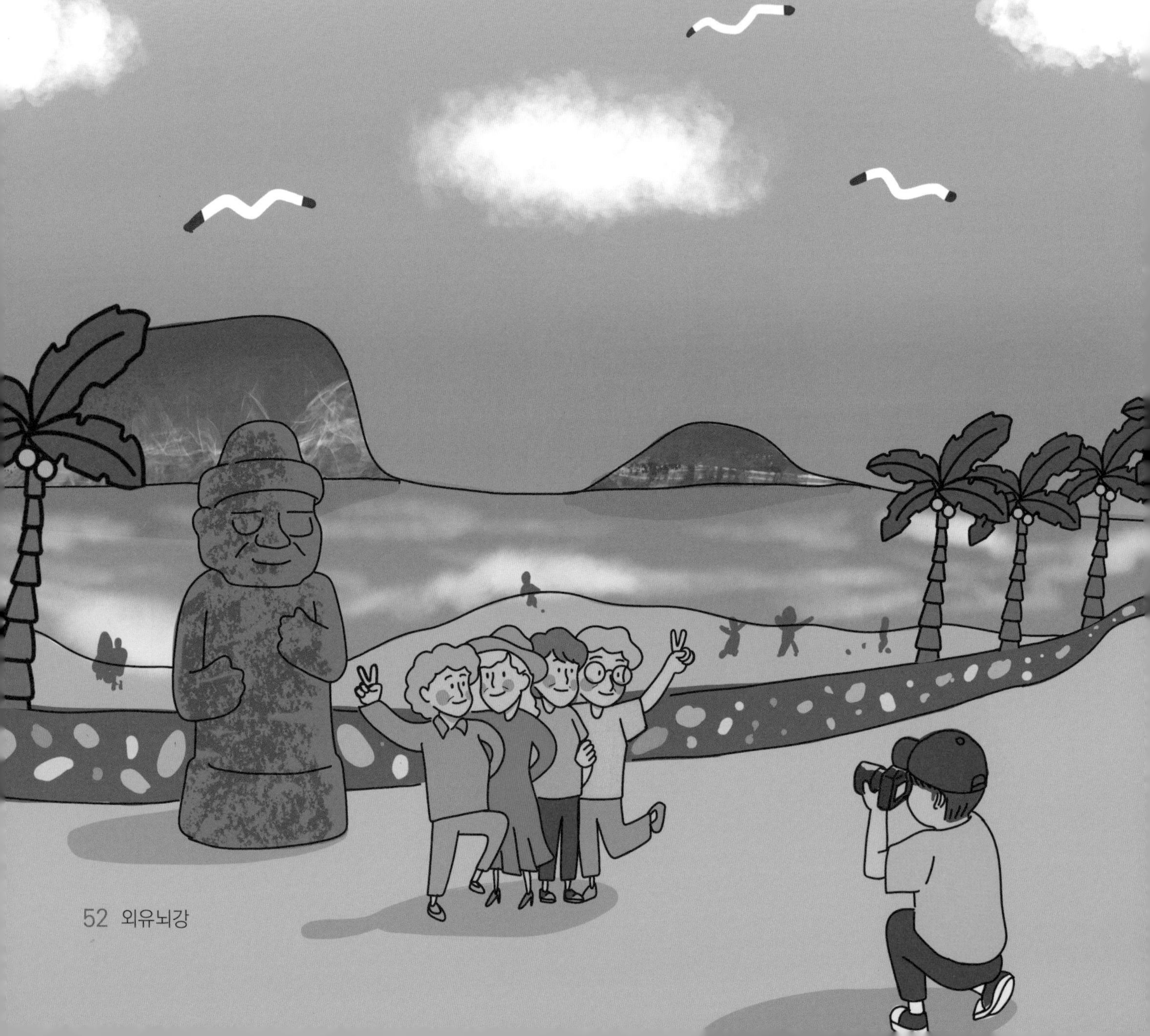

연상력

1. '제주도' 하면 떠오르는 유명한 것들이 많죠? 초성과 아래 힌트를 보고 무엇인지 맞혀보세요.

성산일출봉	ㅎ ㄹ ㅅ	ㄷ ㅎ ㄹ ㅂ
해돋이	남한에서 제일 높은 산	돌, 할아버지
ㅂ ㄹ ㄷ	ㅎ ㅁ ㅇ	ㅎ ㄷ ㅈ
한라산, 호수	용암, 겉표면 구멍	검은색, 삼겹살

연상력

2. 여행하면 떠오르는 단어를 10개 이상 써보세요.

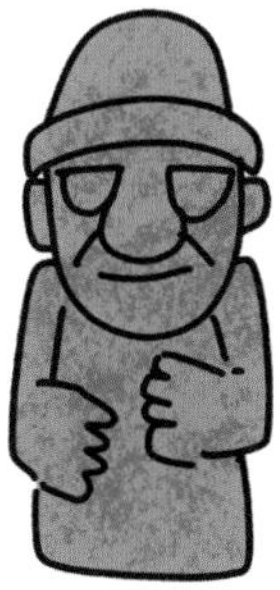

차표, 배낭

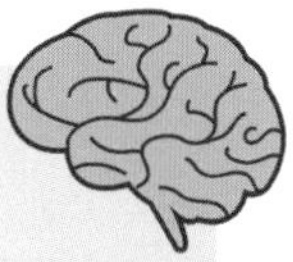

〈뇌가 튼튼해지는 이야기〉

가족이나 친구들과 자주 만나고 단체 활동과 여가 생활을 하세요.

언어력

3. 아래 글자들을 조합하여 제주도와 관련된 단어를 많이 만들어 보세요.

제	바	수	해	봉
만	꽃	돔	포	유
귤	산	굴	주	갈
라	한	치	감	장
채	옥	도	녀	물

제주도 ____________

____

____

____

____

창의력

4. 예시처럼 제주도로 삼행시를 지어보세요.

제 제주도가 너무 그리워　　**제** ____________

주 주말이 되길 기다렸다　　**주** ____________

도 도망치듯 여행 왔어요　　**도** ____________

계산력

5. OK 할머니와 친구들이 성산일출봉을 구경 후 우도로 가는 배를 타려고 합니다. 왕복 요금은 4,000원, 편도 요금은 2,500원 입니다. 4명 중 1명은 우도에 친척이 있어서 편도표를, 1명은 우도에 가지 않고 바로 서울로, 나머지 2명은 왕복표를 끊으려고 합니다. 총 비용은 얼마일까요?

<우도 배 운임표>

구분	가격
편도	2,500원
왕복	4,000원

________ **원**

계산력

6. 할머니들은 4시 15분에 여미지 식물원에 도착했습니다. 숙소에서 여미지 식물원까지는 35분이 걸립니다. 숙소에서 출발한 시간은 언제일까요?

① ② ③ ④

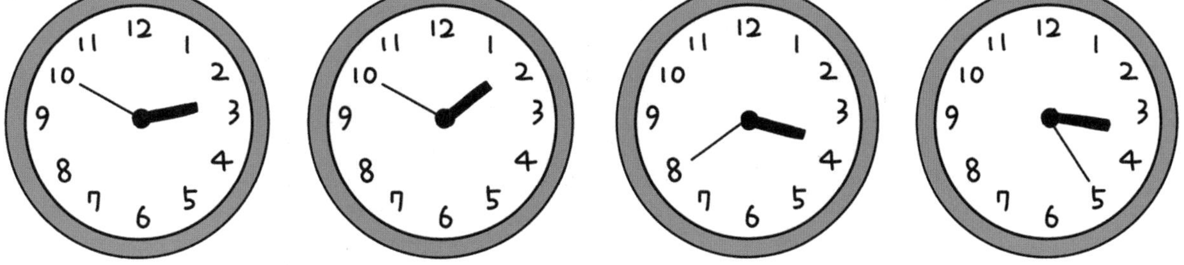

11일차 강의

11일차

두뇌 집중의 힘 4

오늘은 제주도를 생각하며 제주도와 연관있는 것들을 그리고 색칠해 보겠습니다.

아름다운 제주도 풍경을 기억하며 그려보세요.

제주도 색칠하기

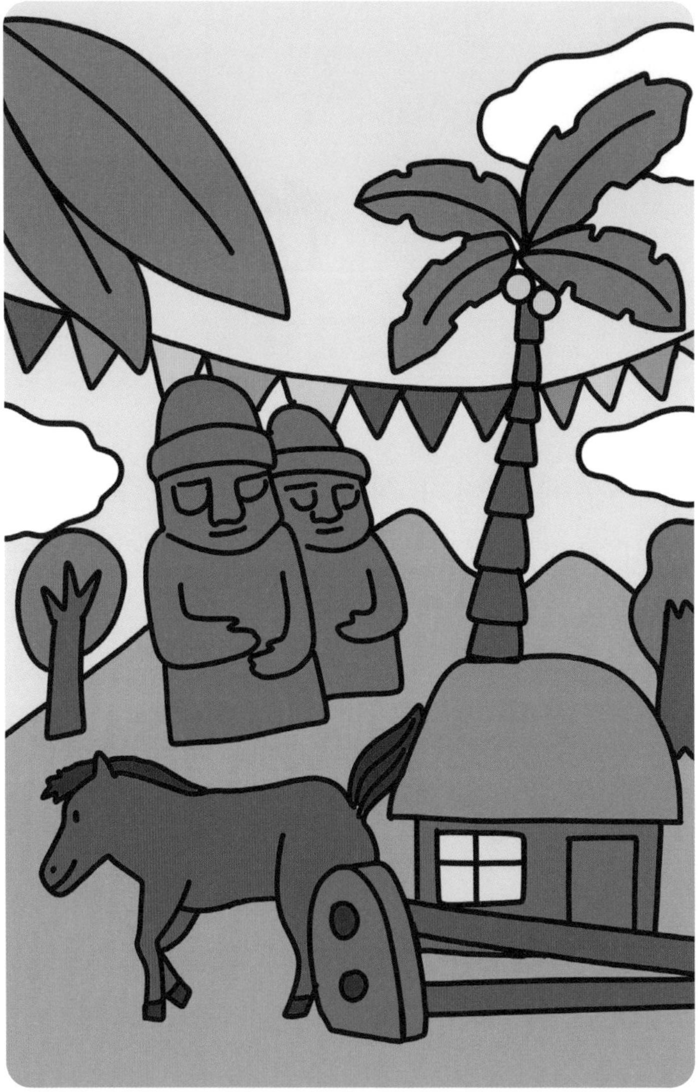

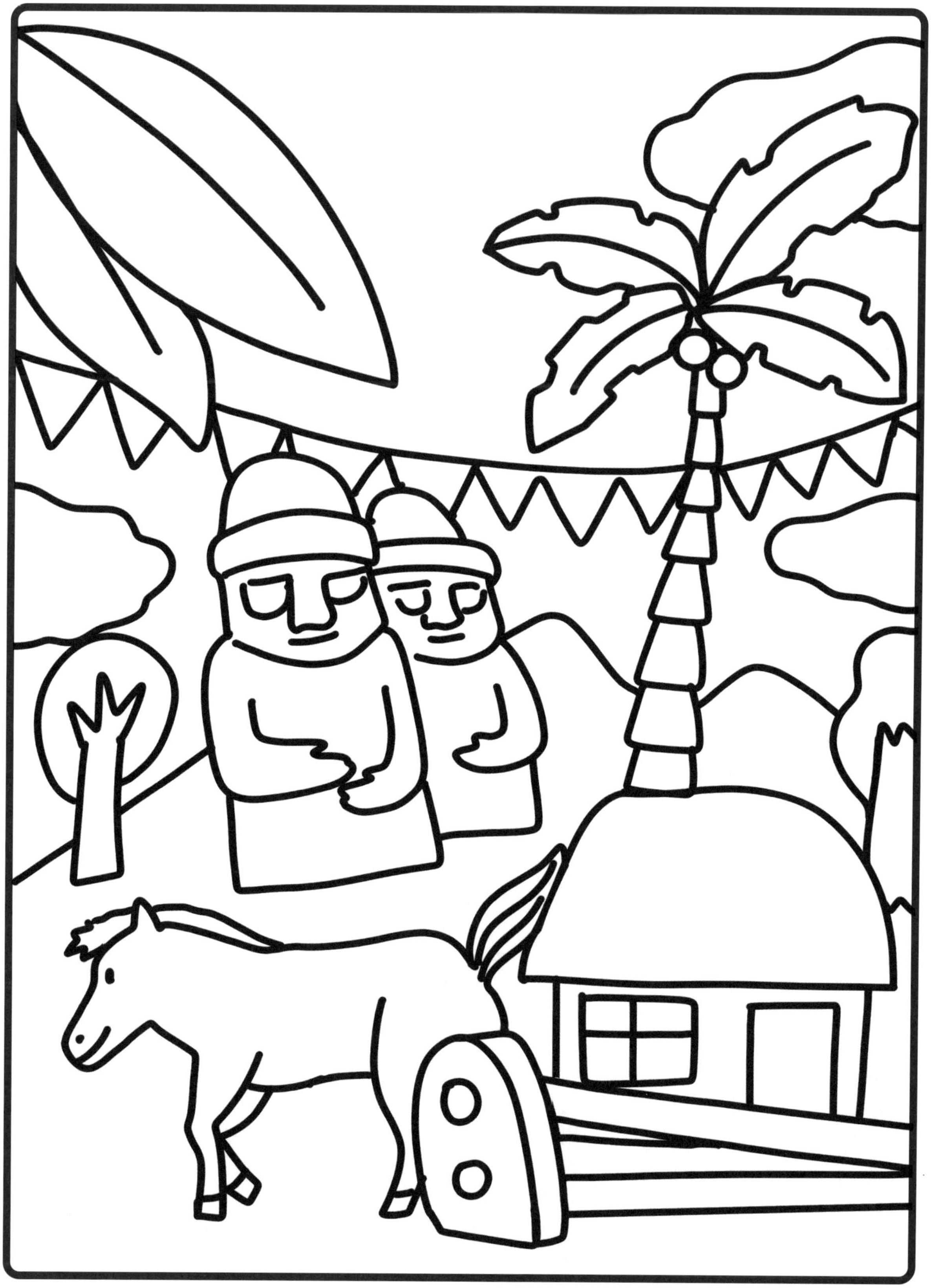

바닷속을 상상하여 그림을 완성하고 색칠해 보세요.

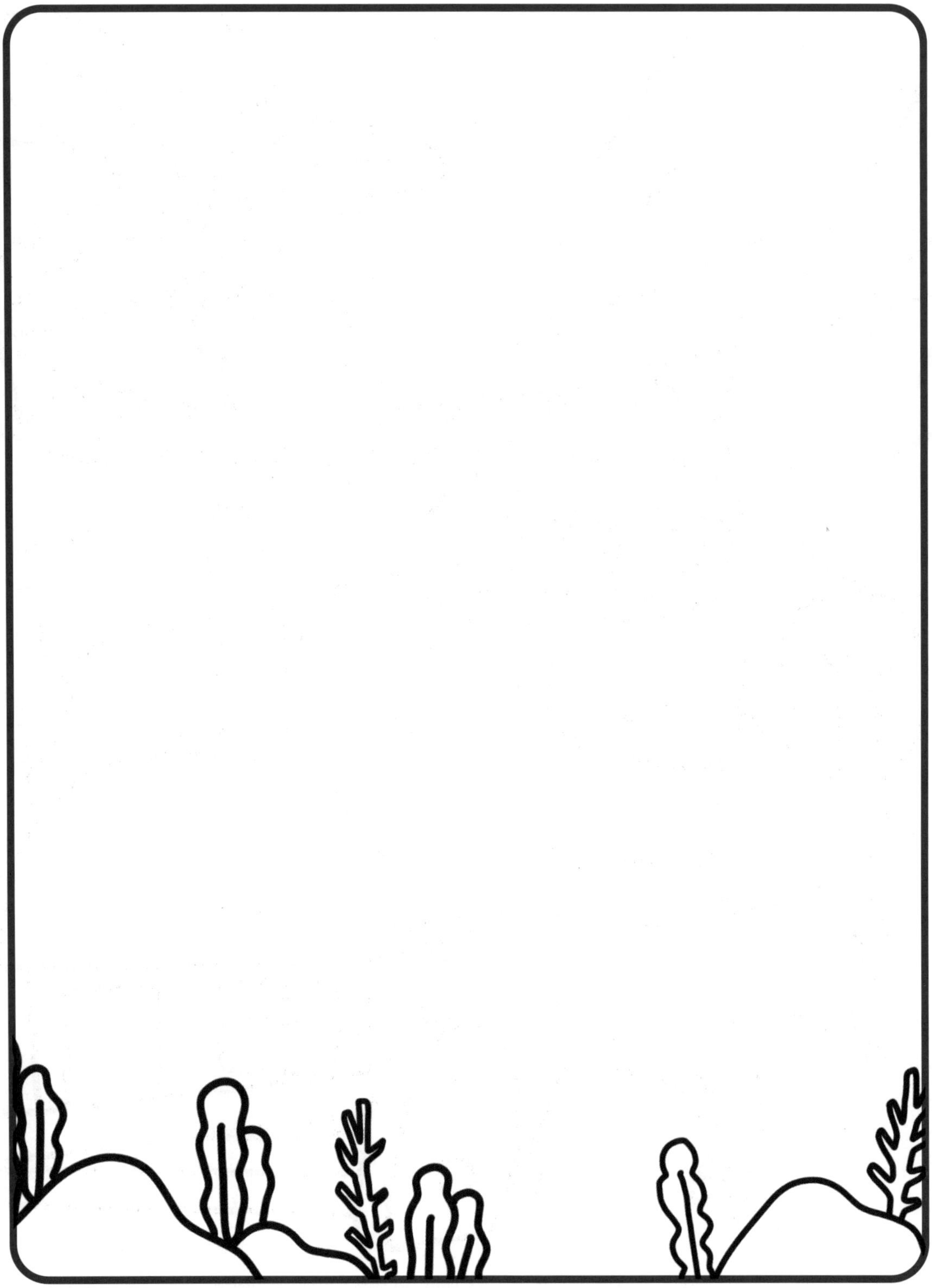

자유롭게 색칠해 보세요.

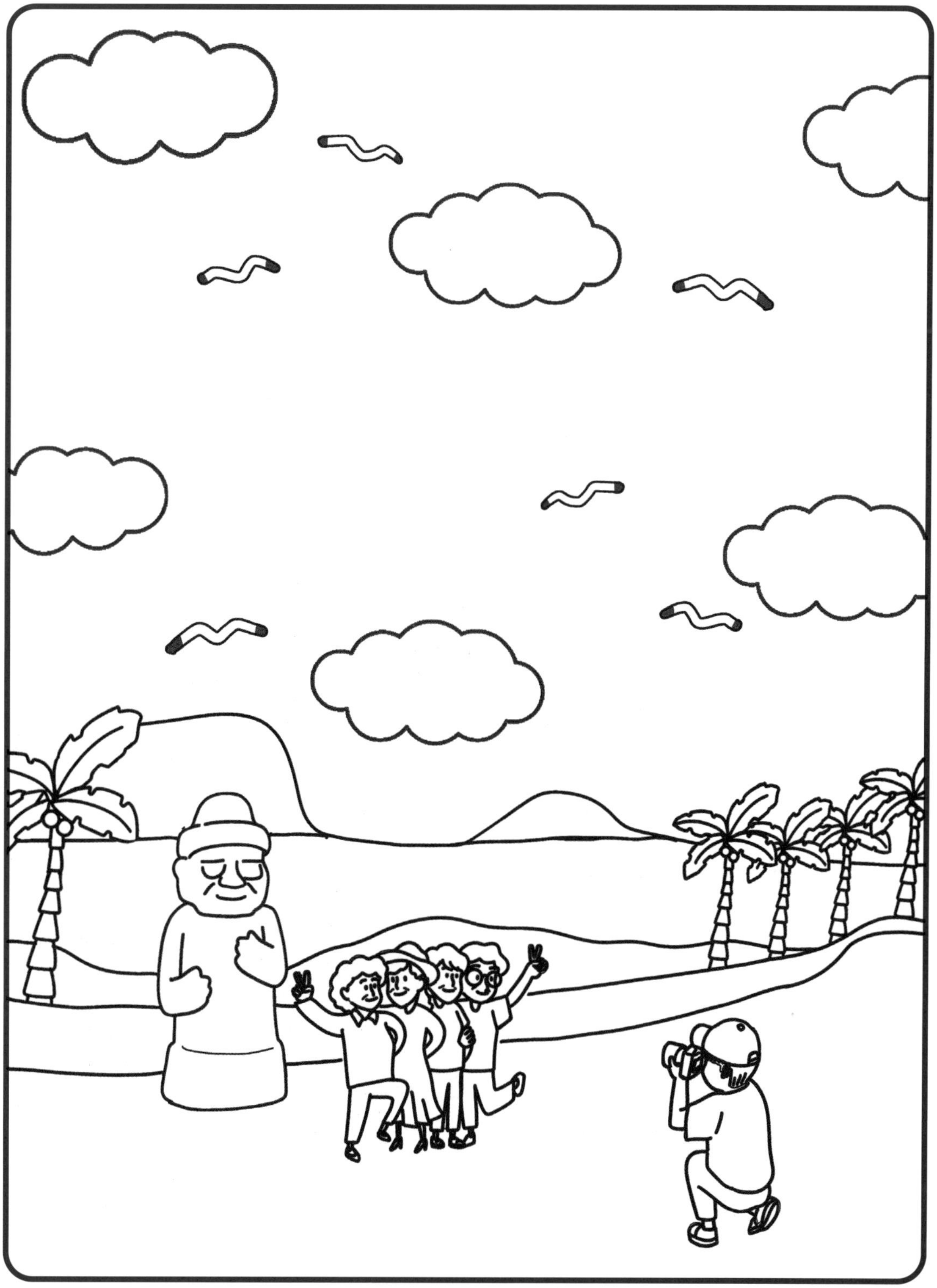

12일차 강의

12일차

마당극 관람하기

오늘은 복지관 친구들과 함께 오랜만에 마당극을 관람했다.
흥부전을 요즘 시대에 맞게 바꿔서 그런가 젊은 사람들도 꽤 눈에 띄었다.
흥부가 박을 열었을 때는 다 웃고 난리가 났다. 그 속에 신용카드, 차 키,
해외여행 비행기 표... 또 뭐라더라... 얼굴 주름 펴주는 공짜 시술권 같은 것도
들어있었다. 하, 세월이 흘렀고 이렇게 세상이 바뀌었구나.

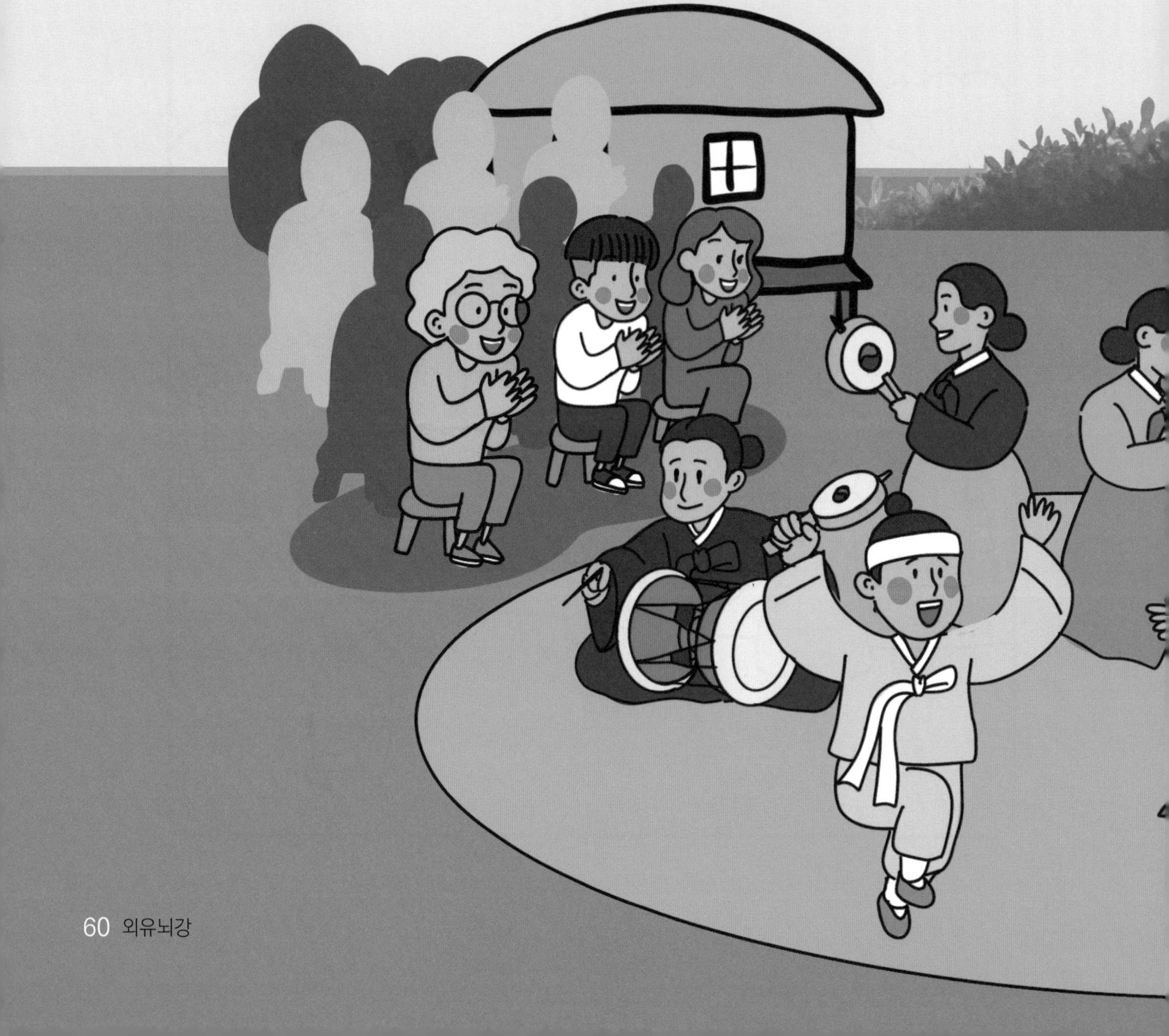

집중력

1. 그림을 보고 문제에 알맞은 답을 써보세요.

① 마당극 출연자는 총 몇 명인가요?

② 장구를 치는 사람의 저고리는 무슨 색인가요?

③ 소고를 들고 있는 사람은 몇 명인가요?

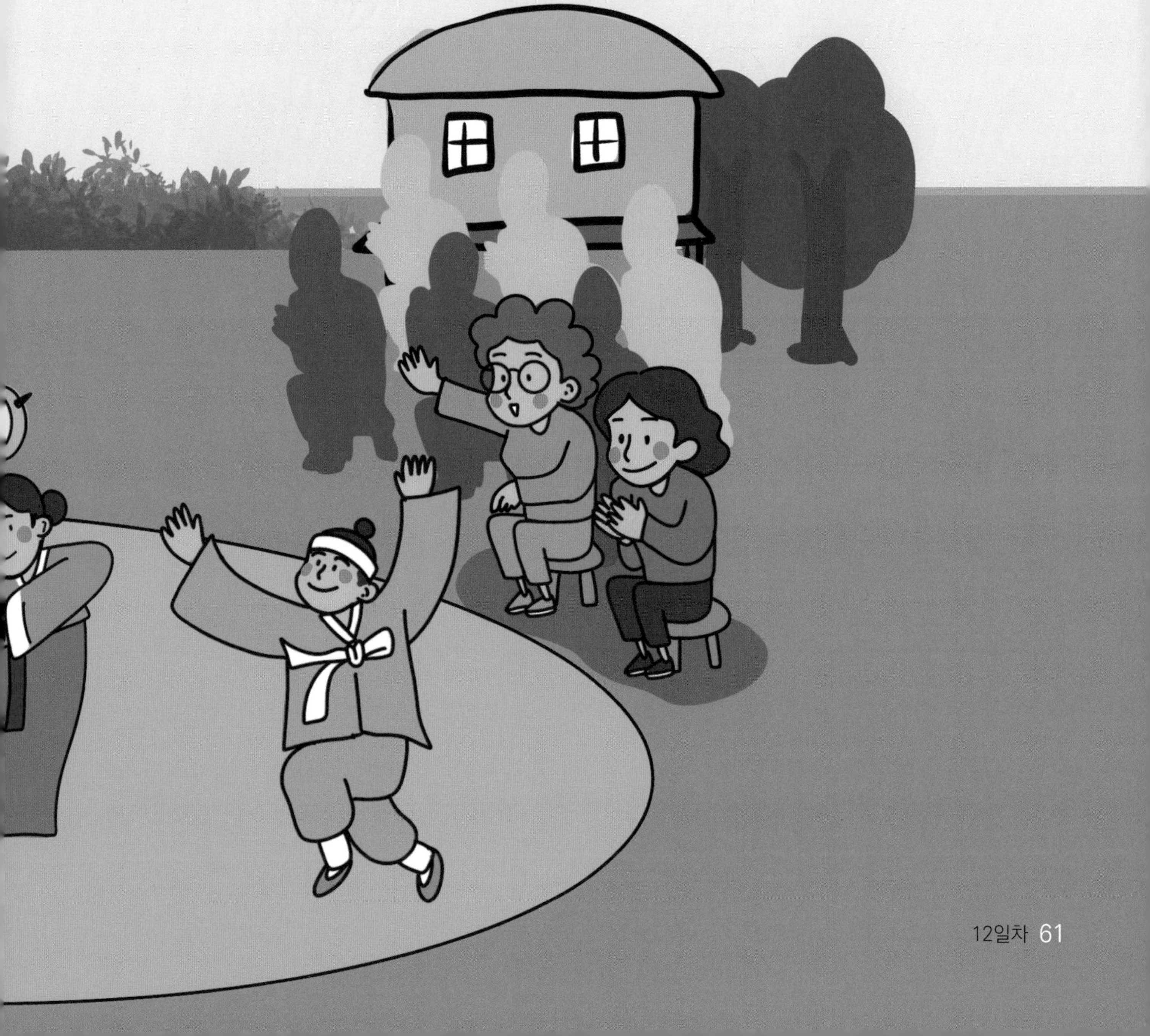

판단력

2. 흥부가 제비 다리를 고쳐주고 얻은 박에서 갖가지 귀한 물건들이 나오고 있습니다. 아래 그림을 보고 박에서 나온 물건이 무엇인지 말해 보세요.

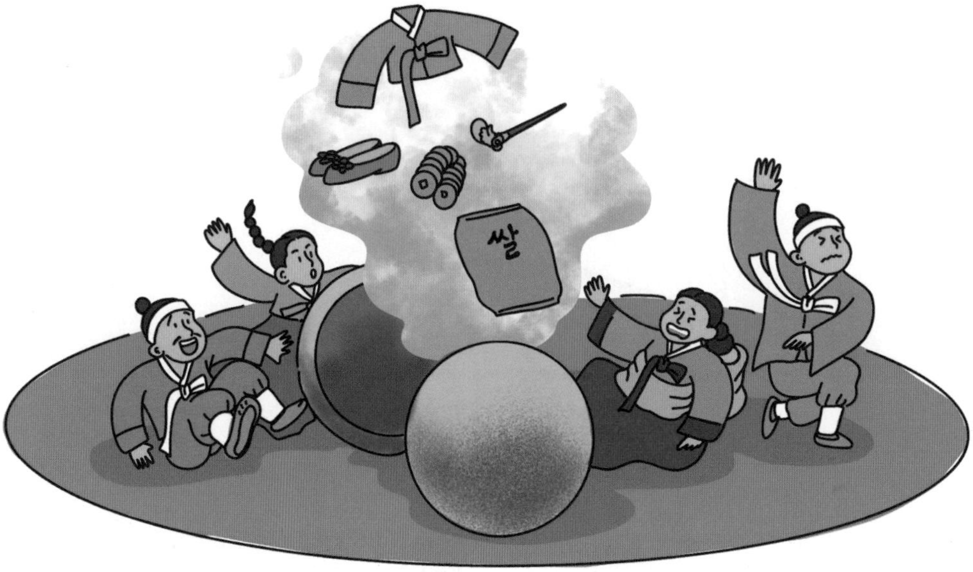

상상력

3. 내가 흥부라고 생각하고, 박에서 나왔으면 하는 물건 다섯 개를 적어보세요. 이 물건을 적은 이유는 무엇인가요?

판단력

4. 전통 악기 사진과 이름을 알맞게 이어보세요.

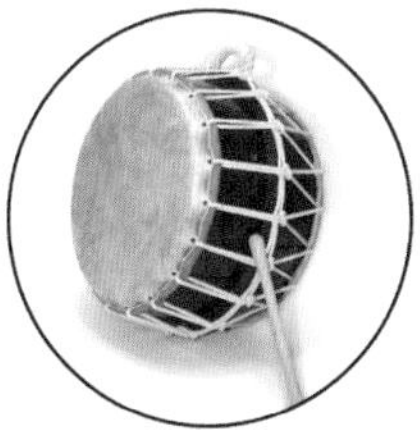

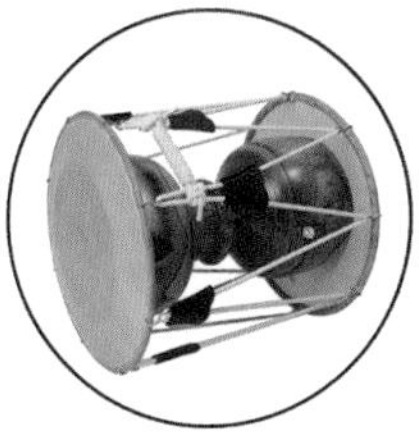

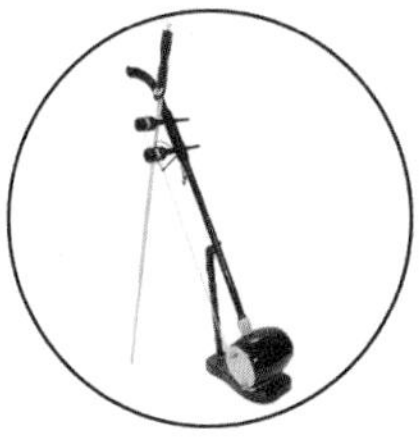

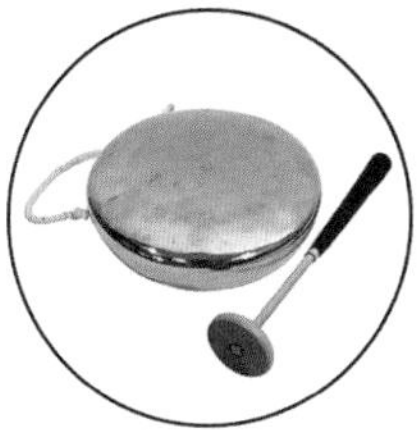

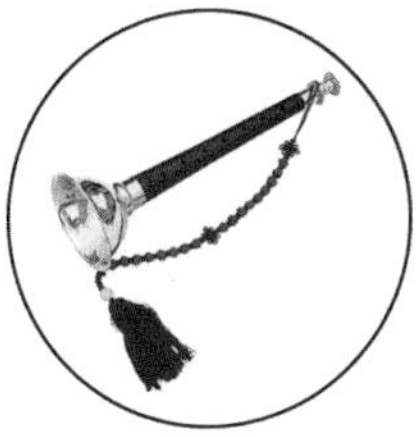

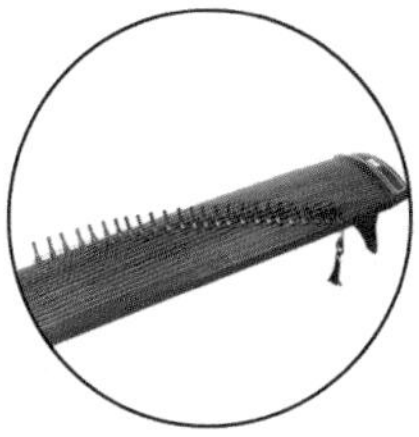

- 꽹과리
- 가야금
- 태평소
- 북
- 장구
- 해금

판단력

5. 전통 소설의 한 장면입니다. 그림을 보고 소설 제목과 주인공을 적고, 어떤 장면인지 이야기해 보세요.

①

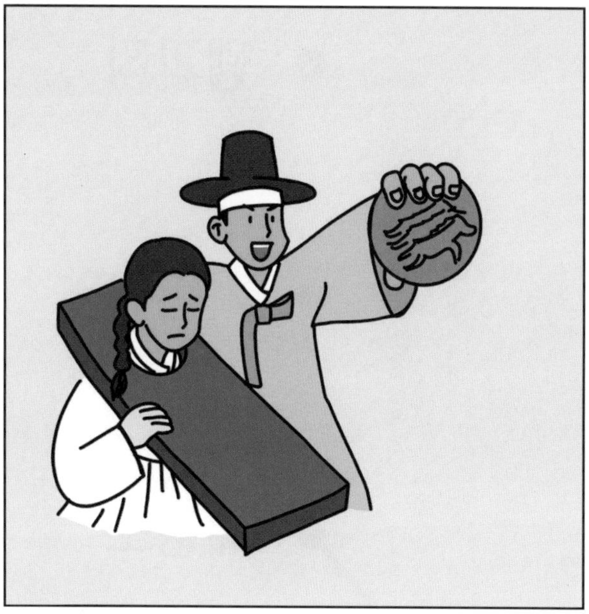

제목 :

주인공 :

장면 설명 :

②

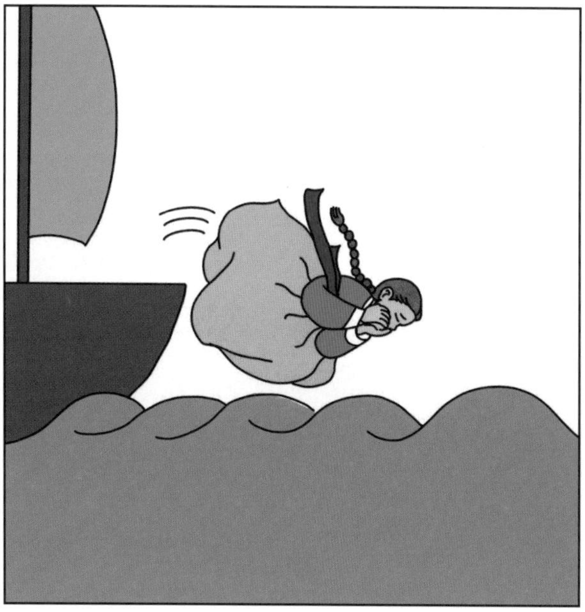

제목 :

주인공 :

장면 설명 :

언어력

6. 제시어와 같은 초성으로 만들 수 있는 단어를 10개 이상 적어보세요.

장구

지갑, 조개

시공간력

7. 마당극에서 쓰는 탈입니다. 나머지 반쪽을 그려보세요.

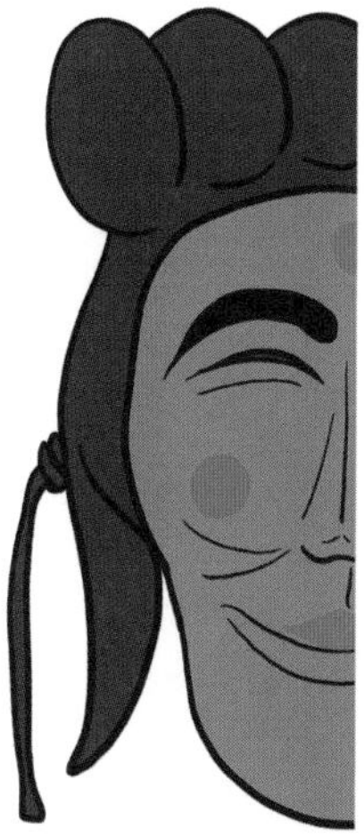

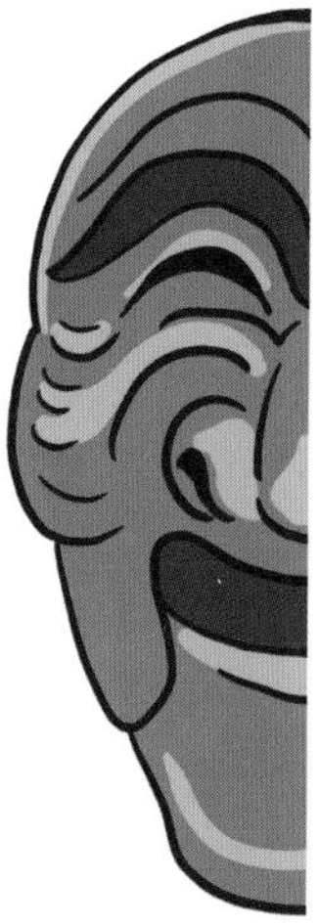

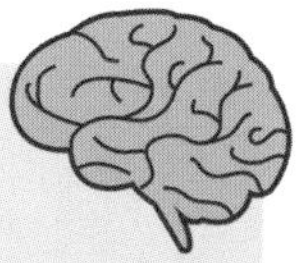

〈뇌가 튼튼해지는 이야기〉

영화, 공연 관람 같은 문화 활동은 뇌세포를 자극하는 좋은 두뇌 활동입니다.

13일차 강의

13일차

두뇌 집중의 힘 5

이방원의 '하여가', 정몽주의 '단심가', 김소월의 '진달래꽃'을 필사해 봅시다.
뇌와 손이 함께하는 필사는 주의력 향상에 도움이 됩니다.

필사하기

하여가

이방원

이런들 어떠하며 저런들 어떠하리
만수산 드렁칡이 얽혀진들 어떠하리
우리도 이같이 얽혀져 백 년까지 누리리라

단심가

정몽주

이 몸이 죽고 죽어 일백 번 고쳐 죽어
백골이 진토되어 넋이라도 있고 없고
님 향한 일편단심이야 가실 줄이 있으랴

하여가 이방원

단심가 정몽주

필사하기

진달래꽃

김소월

나 보기가 역겨워
가실 때에는
말없이 고이 보내 드리우리다

영변에 약산
진달래꽃
아름 따다 가실 길에 뿌리우리다

가시는 걸음걸음
놓인 그 꽃을
사뿐히 즈려밟고 가시옵소서

나 보기가 역겨워
가실 때에는
죽어도 아니 눈물 흘리우리다

14일차 강의

14일차

마트에서 장보기

오늘은 몸이 찌뿌둥한 게 만사 귀찮은 날이었다.
혼자 종일 밥도 안 먹고 늘어져 있다가 이러다 또 어지럼증 도질까 봐
겨우 힘내서 장을 봐왔다. 된장찌개 끓이고 고등어 한 마리 구워서 먹었는데
또 맛은 좋더라. 그런데 밥하는 건 이제 그만 졸업하고 싶다.
아, 귀찮아!! 누가 해주는 밥 먹고 싶다.

기억력

1. 과일들을 직접 그려서 과일 코너를 채워보세요.

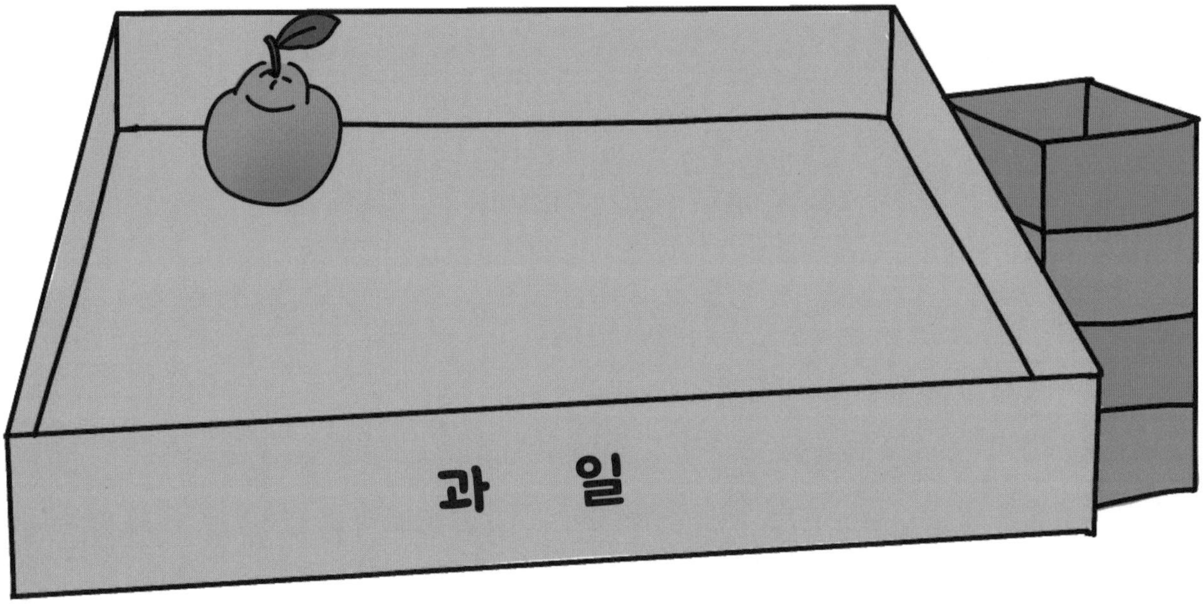

언어력

2. '치'로 끝나는 생선을 4가지 이상 적어보세요.

갈치

언어력 3. 초성을 보고 해산물 이름을 맞혀보세요.

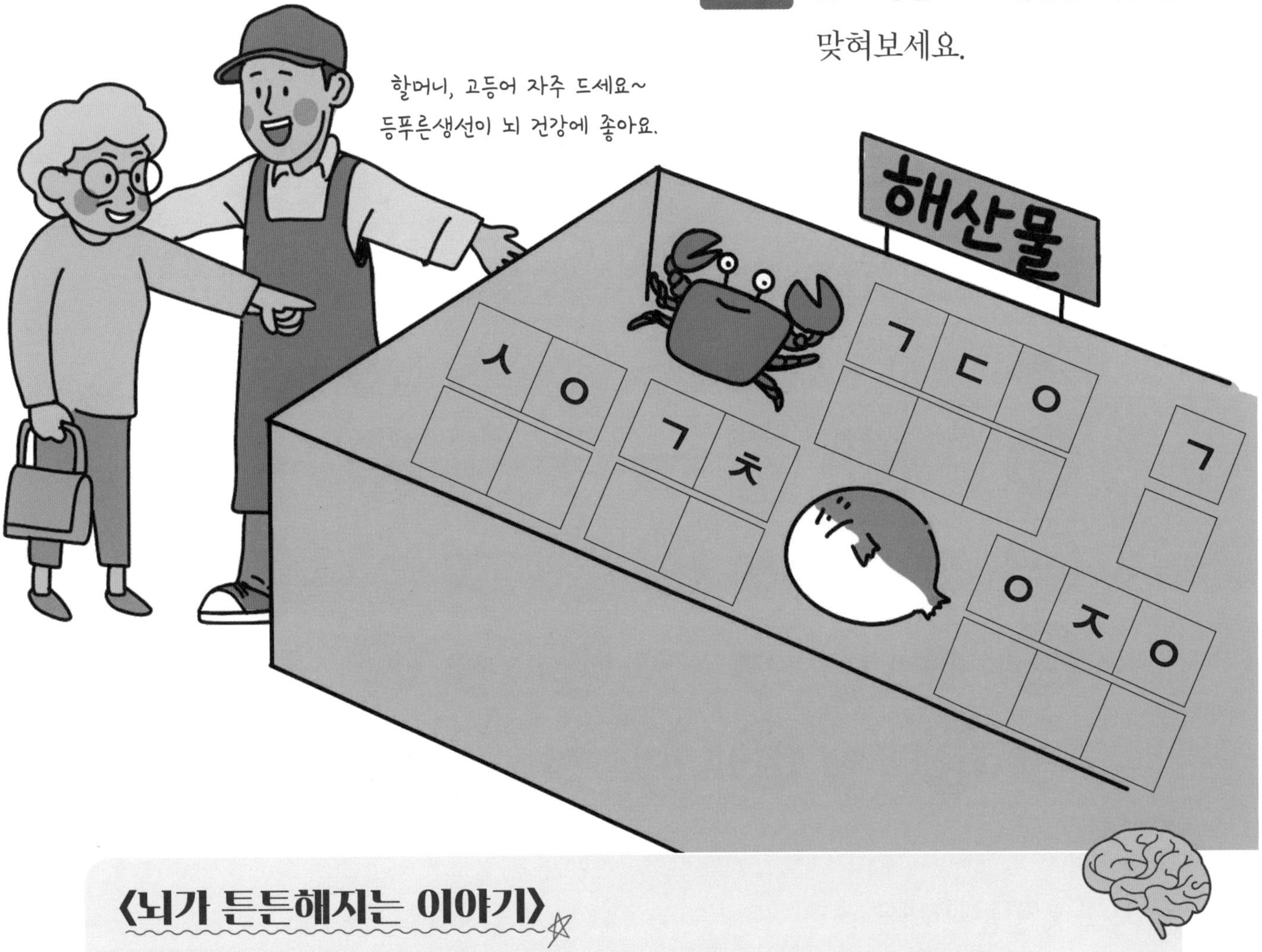

〈뇌가 튼튼해지는 이야기〉

오메가3 지방산을 함유한 생선은 손상된 신경 세포 회복에 도움을 줍니다.

집중력

4. 사과, 연근, 새우가 있습니다. 각각의 개수를 센 후, 질문에 답해 보세요.

사과 ______ 개 연근 ______ 개 새우 ______ 마리

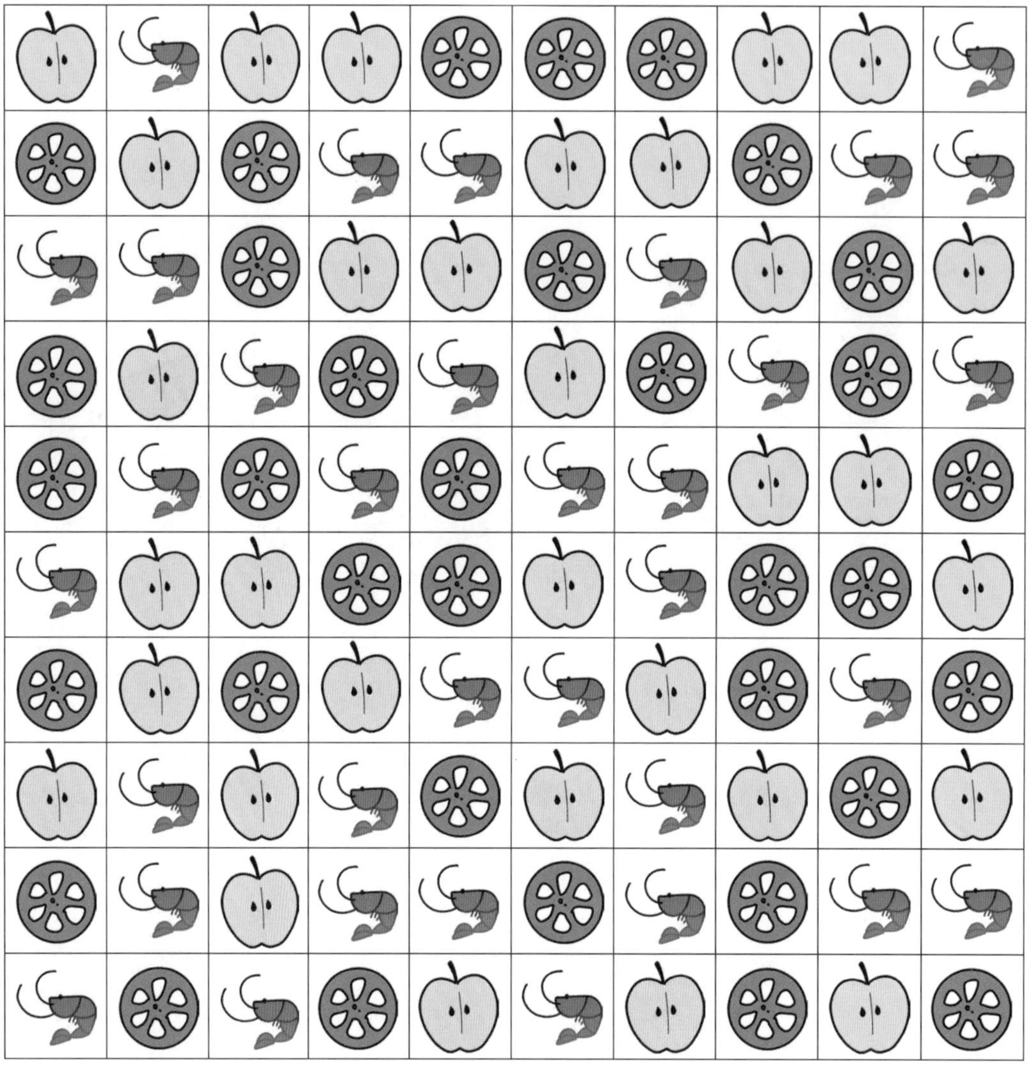

① 사과 x 연근 x 새우 = ______

② 새우 + 연근 − 사과 = ______

③ (새우 − 연근) x 사과 = ______

④ 연근 ÷ 새우 + 사과 = ______

판단력

5. 다음 규칙에 맞춰서 우유, 조개, 달걀, 휴지를 빈칸에 넣어보세요.

[규칙] 가로줄과 세로줄에 겹치는 그림이 없도록
4가지 그림을 다 넣어야 합니다.

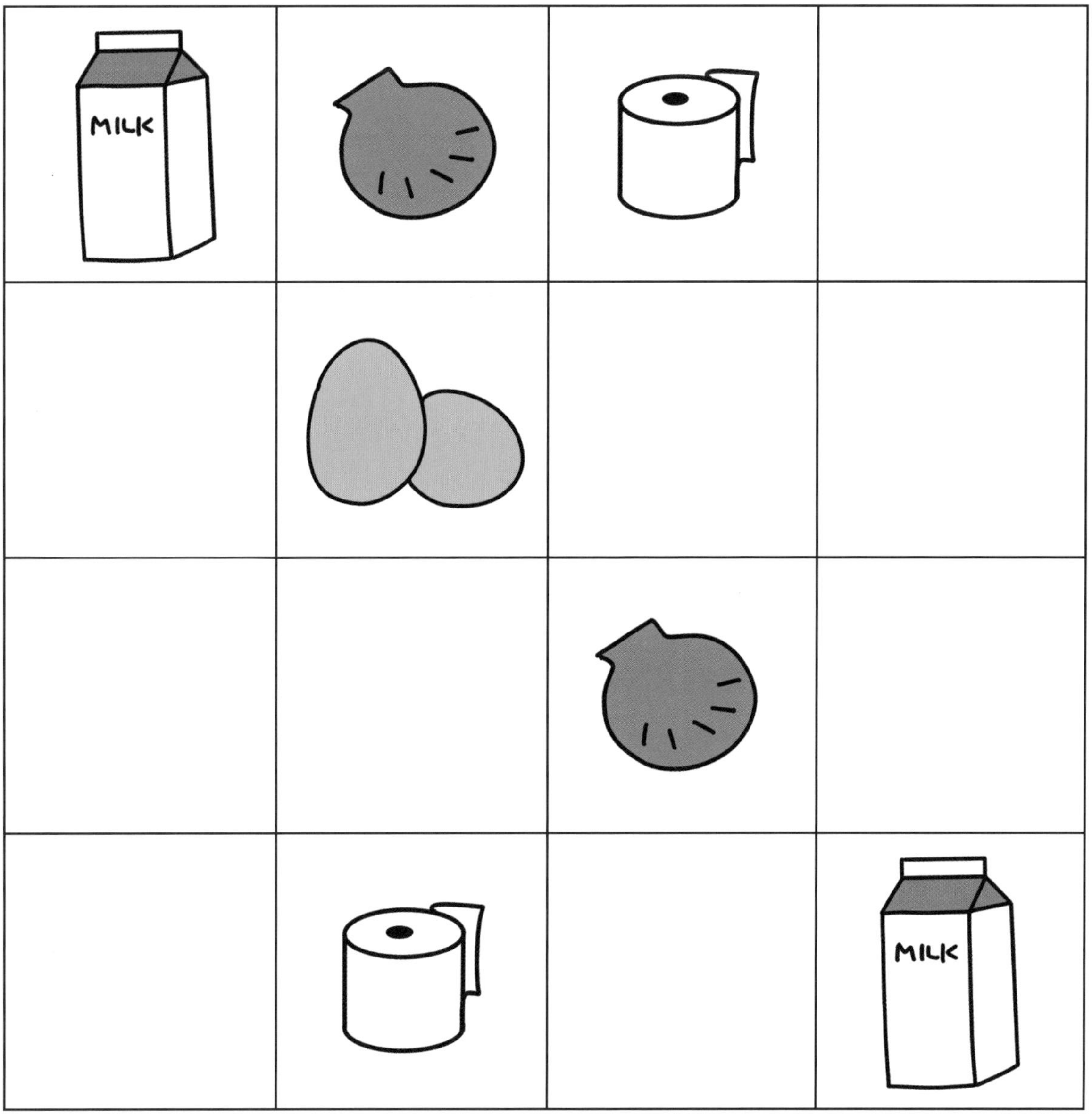

6. 아래 겹친 글자를 바르게 적어보세요.

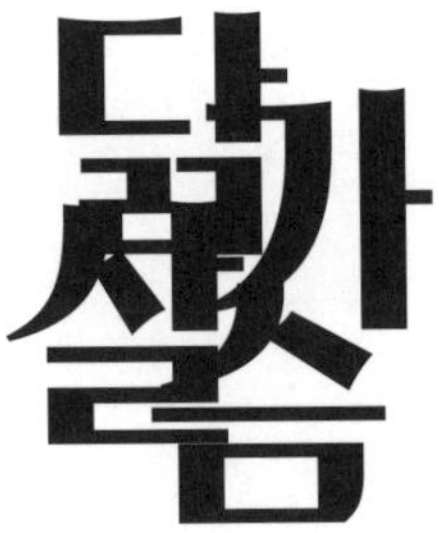

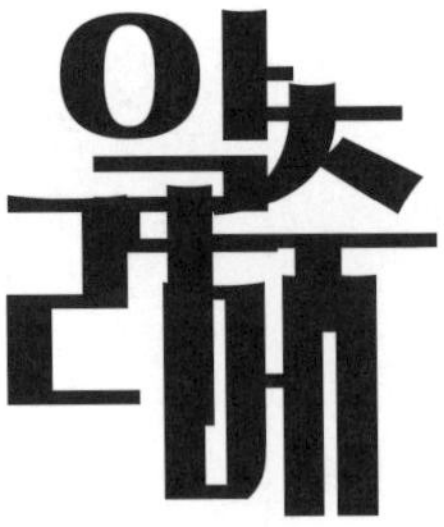

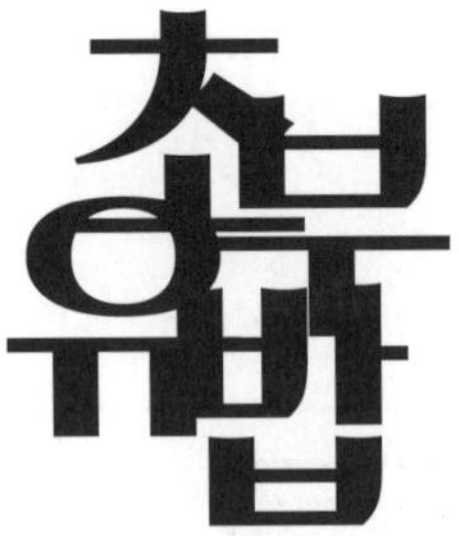

닭가슴살

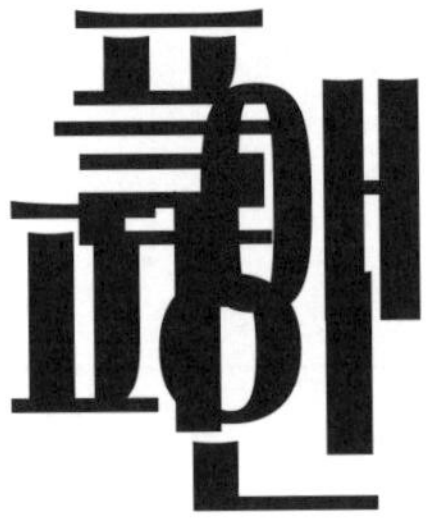

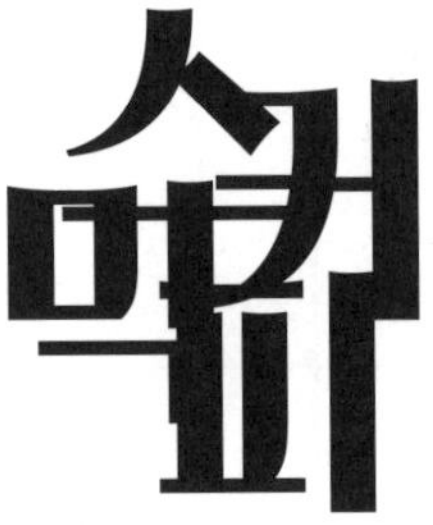

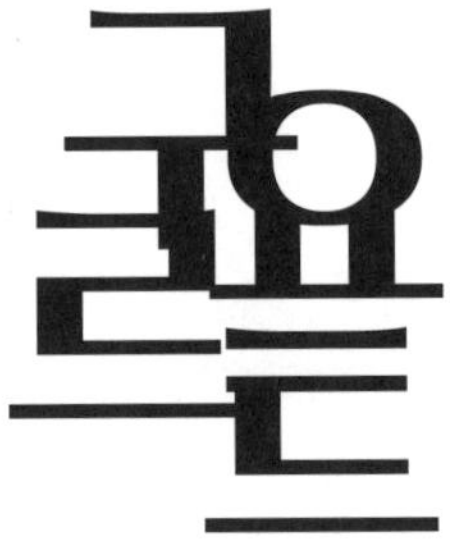

〈뇌가 튼튼해지는 이야기〉

기름진 음식은 피하고 싱겁게 드세요.

언어력

7. 주어진 글자들을 조합해서 야채 이름을 10가지 이상 적어보세요. (글자 중복 가능)

상	가	근	이
마	양	추	우
당	엉	연	대
고	지	파	배

상추

기억력

8. 마트 주방용품 코너에서 살 수 있는 것들을 최대한 많이 적어보세요.

국자

계산력

9. 다음 해산물의 다리 개수를 더해 보세요.

오징어 + 문어 + 세발낙지 ______ 개

15일차 강의

15일차

건강 검진받기

오늘은 나라에서 시켜주는 건강검진을 하러 병원에 갔다 왔다.
해줄 때 꼬박꼬박 잘해야 하는데 병원은 곧 죽어도 가기 싫어서
미루고 미루다 갔다 왔더니 큰 숙제 마친 기분이다.
병이 하나 더 추가만 안 돼도 본전이다 싶다. 100세 인생 99 팔팔해야 할 텐데...

판단력

1. 매일 먹는 약들이 떨어져서 병원에 다녀왔습니다. 아침, 점심, 저녁으로 먹는 약이 달라 약통에 나누어 넣으려고 합니다. 다음 처방전을 보고 약통에 바르게 그려 넣어보세요.

약 종류	투약량	약 모양
혈압약	아침 1알	●
고지혈약	저녁 1알	☆
오메가3	점심 2알	○
종합 비타민	아침 1알	□
위장약	아침, 점심, 저녁 1알	△
알러지약	저녁 반 알	◡

아침	점심	저녁

판단력

2. 신체도를 보고 각 기관의 기능을 아는 대로 이야기해 보세요. 그리고 장기들의 이름과 위치를 기억해 보세요.

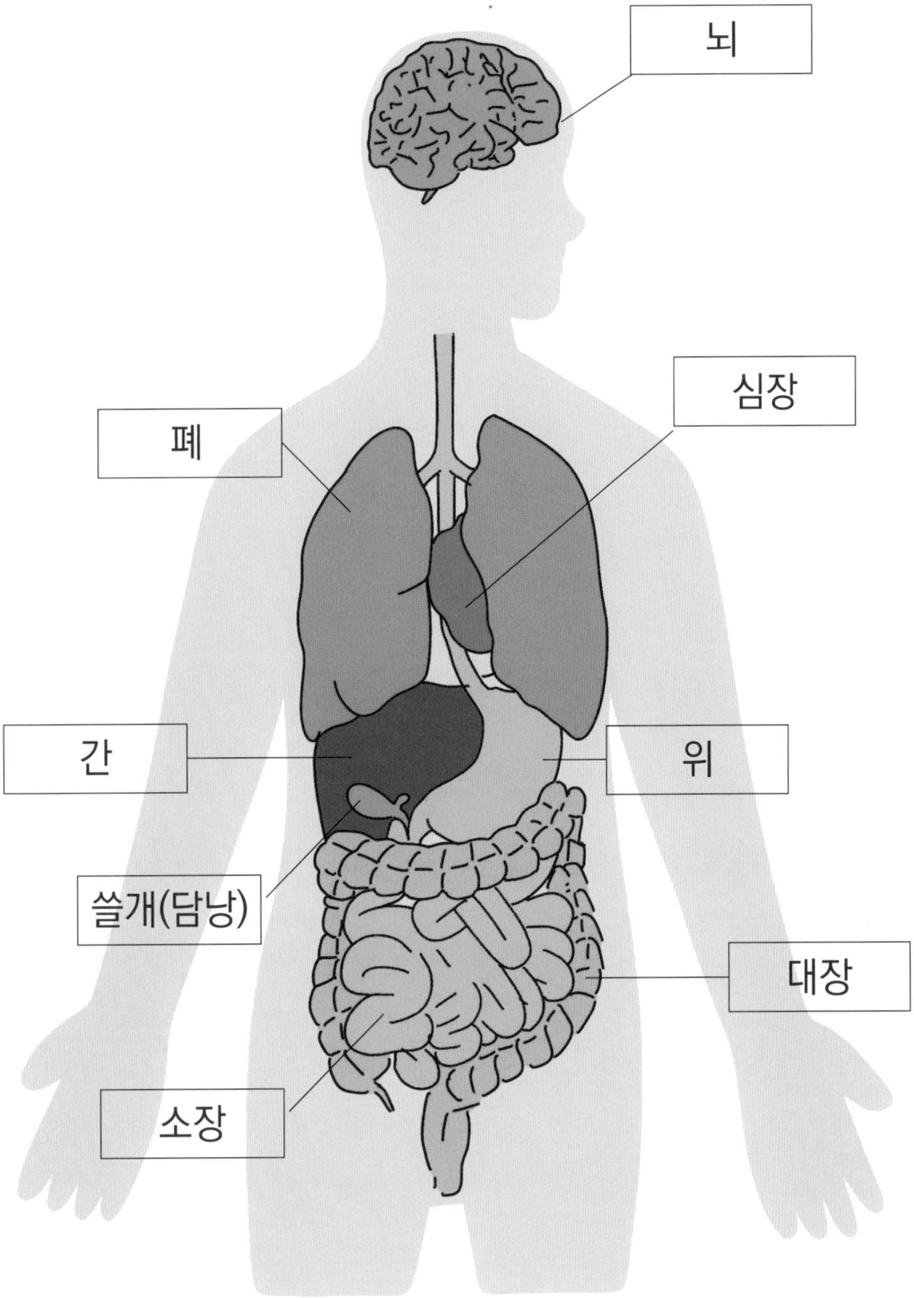

기억력

3. 앞에서 보았던 신체도를 기억해서 각 장기의 이름을 적어보세요.

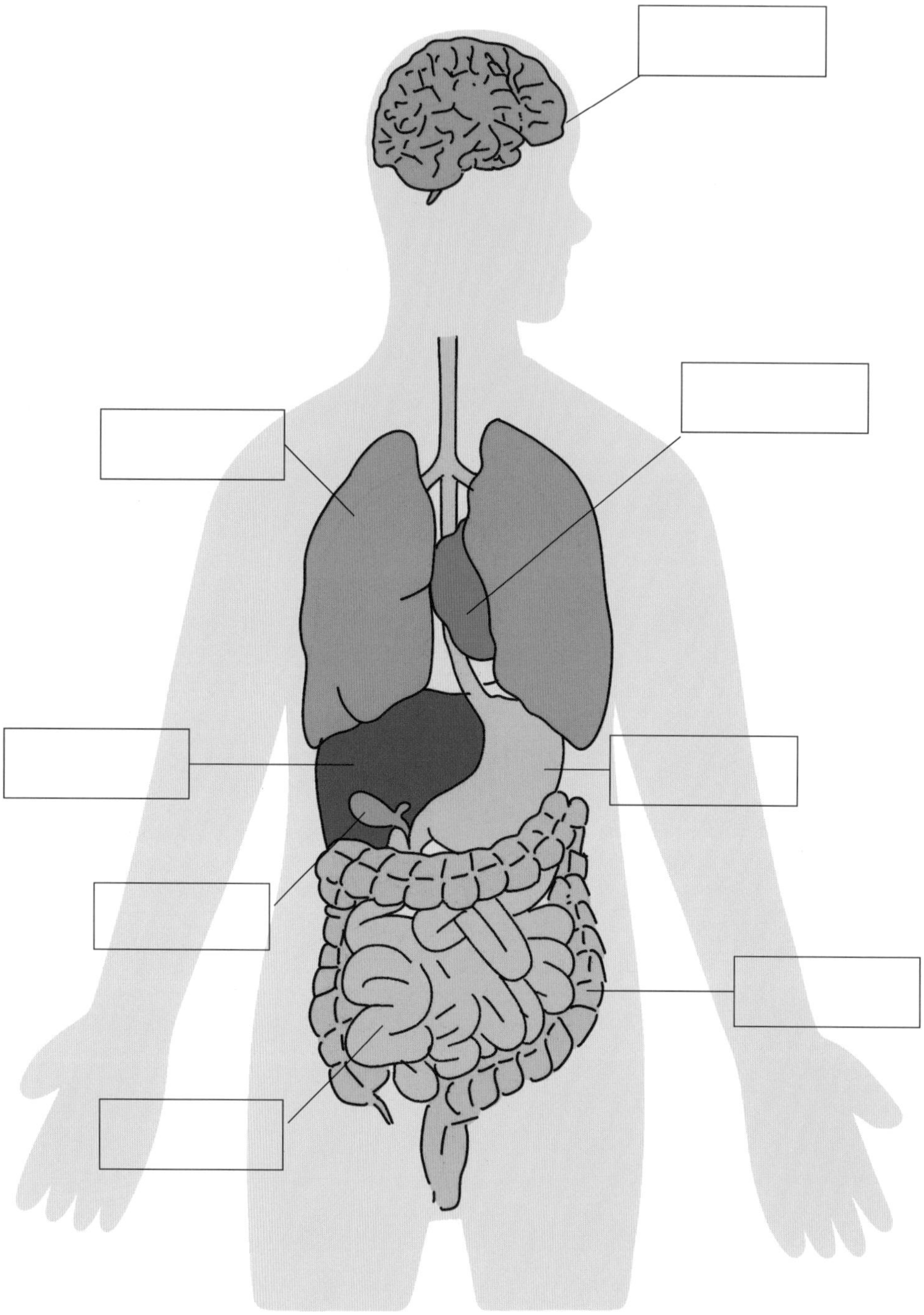

기억력

4. 진료 과목을 생각나는 대로 써보세요.

내과	과	과	과
과	신경과	과	과
과	과	과	과
과	과	과	영상의학과

기억력

5. 병원에서 볼 수 있는 물건을 10개 이상 적어보세요.

청진기

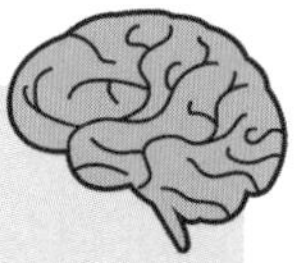

〈뇌가 튼튼해지는 이야기〉

당뇨와 고혈압은 혈관성 치매의 원인이 됩니다. 평소 주의 깊은 관리가 필요합니다.

시공간력

6. 안내선을 참고하여 위의 그림과 똑같이 아래에 그려보세요.

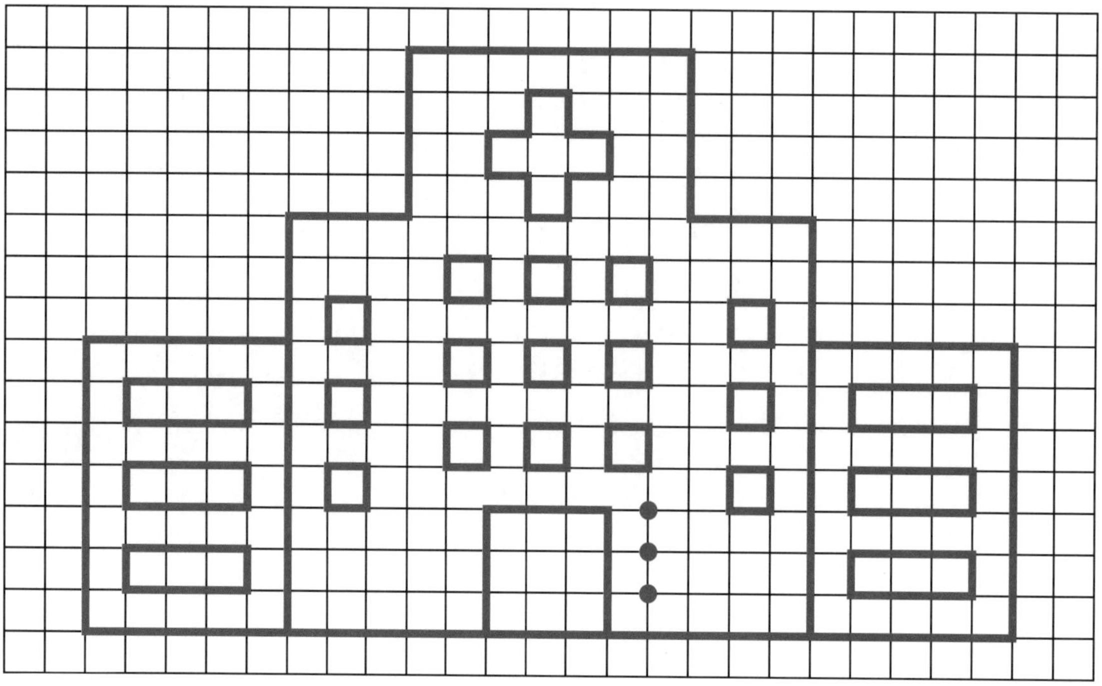

판단력

7. 아래 그림을 보고 시간 순서에 맞게 번호를 적어보세요.

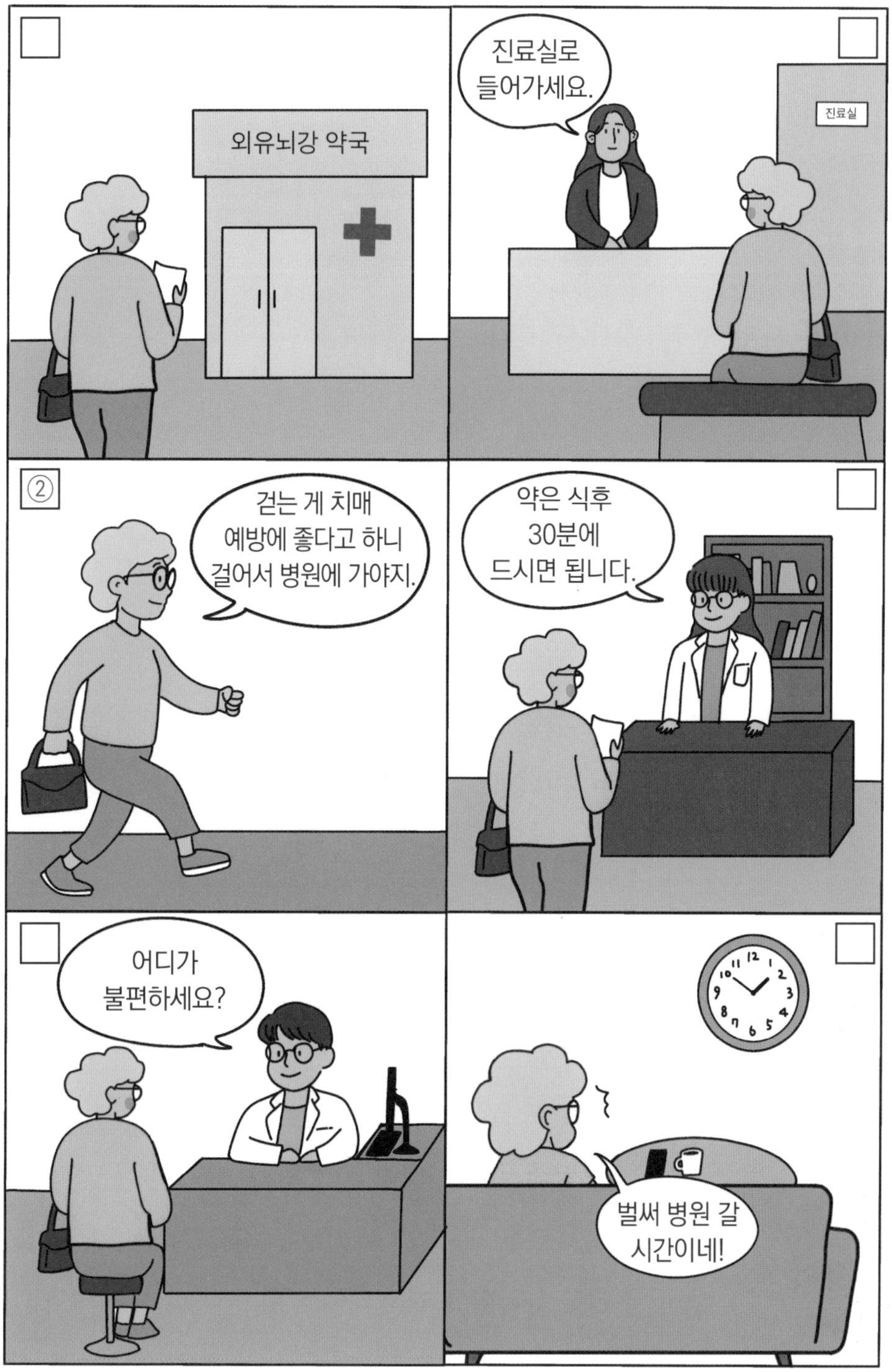

16일차 강의

16일차

두뇌 집중의 힘 6

기도가 막히는 응급 상황을 대비해 꼭 알아둬야 할 '하임리히법'과 두뇌에 좋은 음식, 좋지 않은 음식을 알아봅시다.

하임리히법 알아두기

떡이나 사탕 같은 음식을 먹다 보면, 기도에 음식물(이물질)이 걸려 호흡이 어려운 응급 상황이 발생할 수 있습니다.
이럴 때 사용하는 응급처치 방법을 〈하임리히법〉이라고 합니다.
그림을 보고 잘 숙지하여 위급한 상황에 사용할 수 있도록 해주세요.

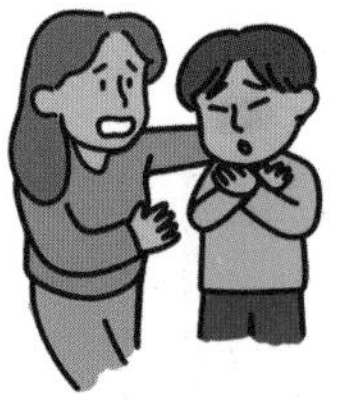

1. 숨을 쉴 수 있는지 확인합니다.

2. 주변 사람이나 119에 전화를 걸어 도움을 요청합니다.

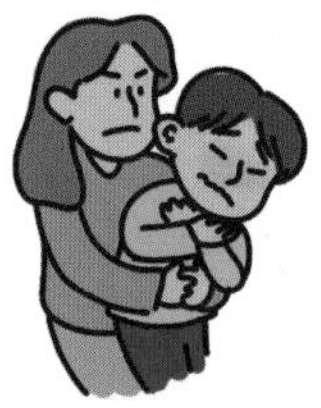

3. 질식 환자의 뒤로 가서 한 발을 환자 다리에 넣어 지지합니다.

4. 주먹을 환자의 명치와 배꼽 사이에 대고 다른 손으로 감싸 쥡니다.

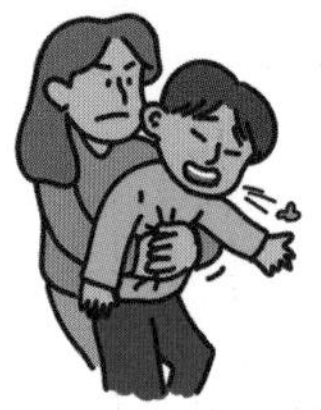

5. 위를 향해 밀쳐 올립니다.

6. 도와줄 사람이나 구급 대원이 올 때까지 반복합니다.

좋아하는 음식 그리기

평소 자주 먹거나 좋아하는 음식을 그리거나 적어보세요.
그리고 나서 뒷 장에 두뇌에 좋은 음식과 좋지 않은 음식을 확인한 후
두뇌에 좋은 음식은 O 표시, 좋지 않은 음식은 X 표시를 해주세요.

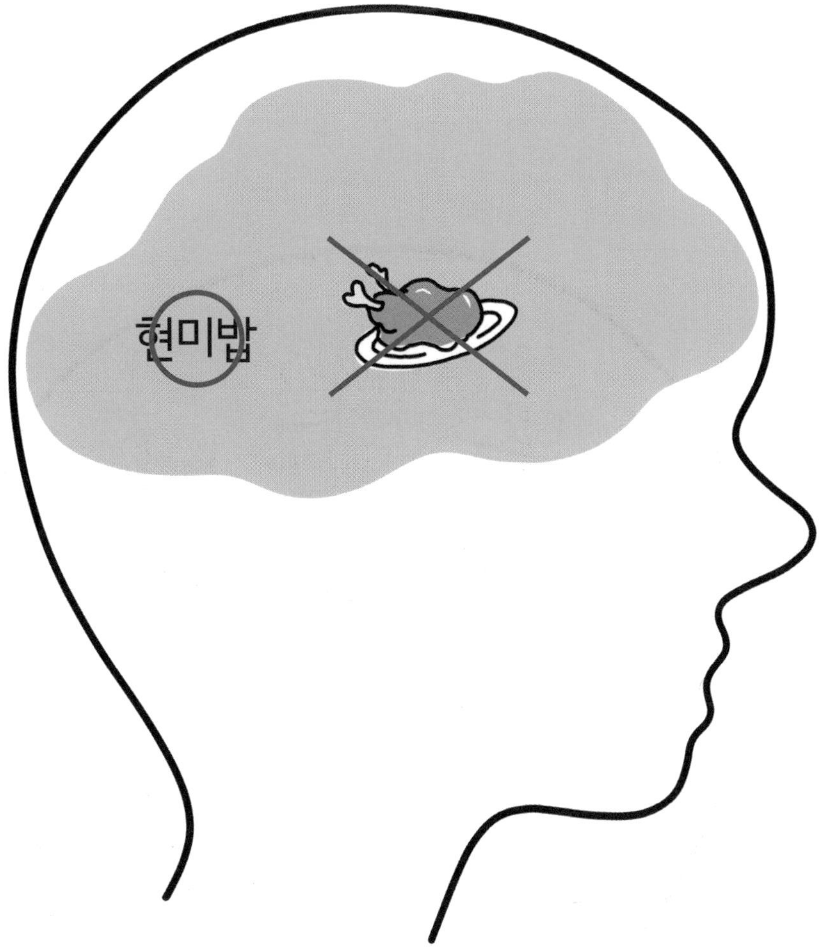

뇌에 해로운 음식

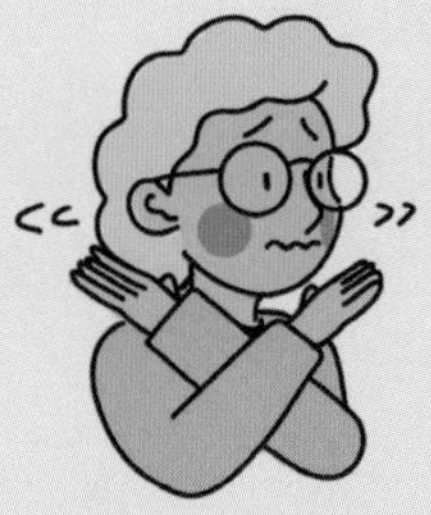

흰쌀, 흰 빵 같은 정제된 탄수화물, 설탕이 잔뜩 들어간 과자나 탄산음료, 치킨 같은 튀긴 음식, 햄, 소시지 같은 가공육, 술 등의 음식을 먹으면 뇌가 점점 약해집니다!
뇌가 약해지면 치매에 걸리기 쉬운 상태가 됩니다.
뇌를 아프게 만드는 음식들이 뭐가 있는지 꼭 기억하여 음식을 먹을 때 주의하도록 합시다.

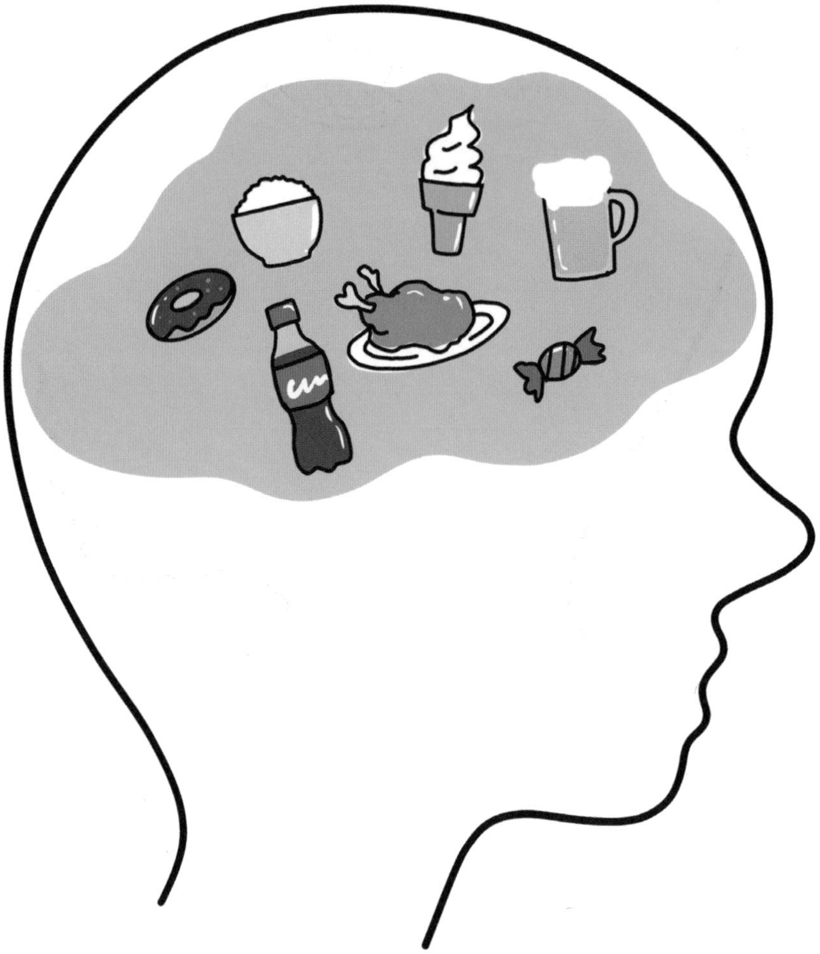

뇌를 건강하게 하는 음식

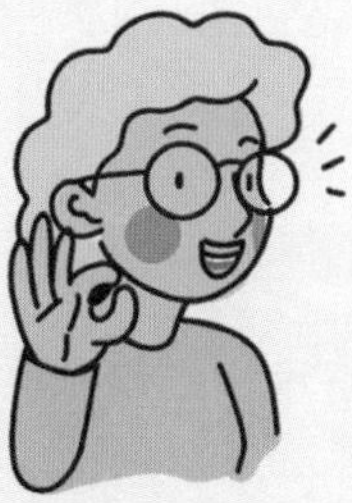

견과류, 블루베리, 해조류, 콩류, 녹색잎 채소,
귀리, 현미와 같은 통곡물, 카레, 오메가 3 지방산이 든
생선등은 뇌 건강과 치매 예방에 도움을 준답니다.
뇌가 건강해질 수 있도록 도와주는 먹을거리를
꼭 기억하고 꾸준히 챙겨 먹도록 해요.

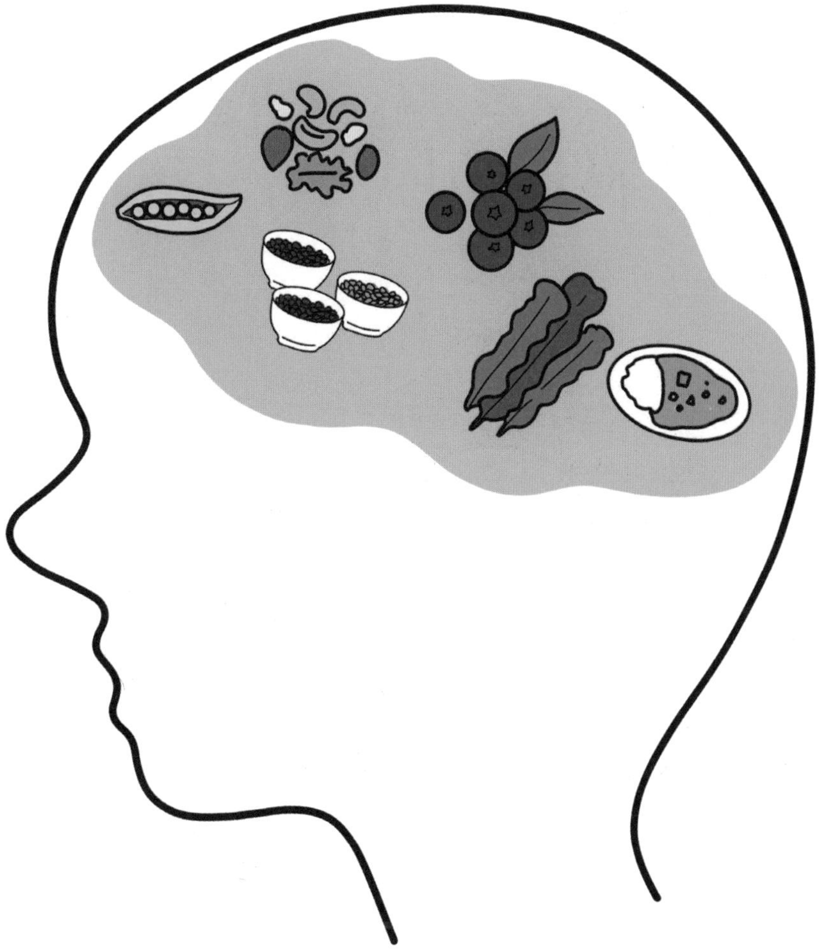

17일차 강의

17일차

크리스마스

오늘은 성탄절이다. 손주들 온다고 크리스마스 트리에 선물도 준비했다.
영감은 어린 막내 손녀 때문에 산타 차림도 했다.
아이들 때문에 나름 젊게 사는 거 같다.
애들 올 시간은 한참 멀었고, 기다리다 지겨워서 둘이서 화투를 쳤다.
산타 할배와 화투를 치다니 살다 보니 별일이 다 있네. 하하.

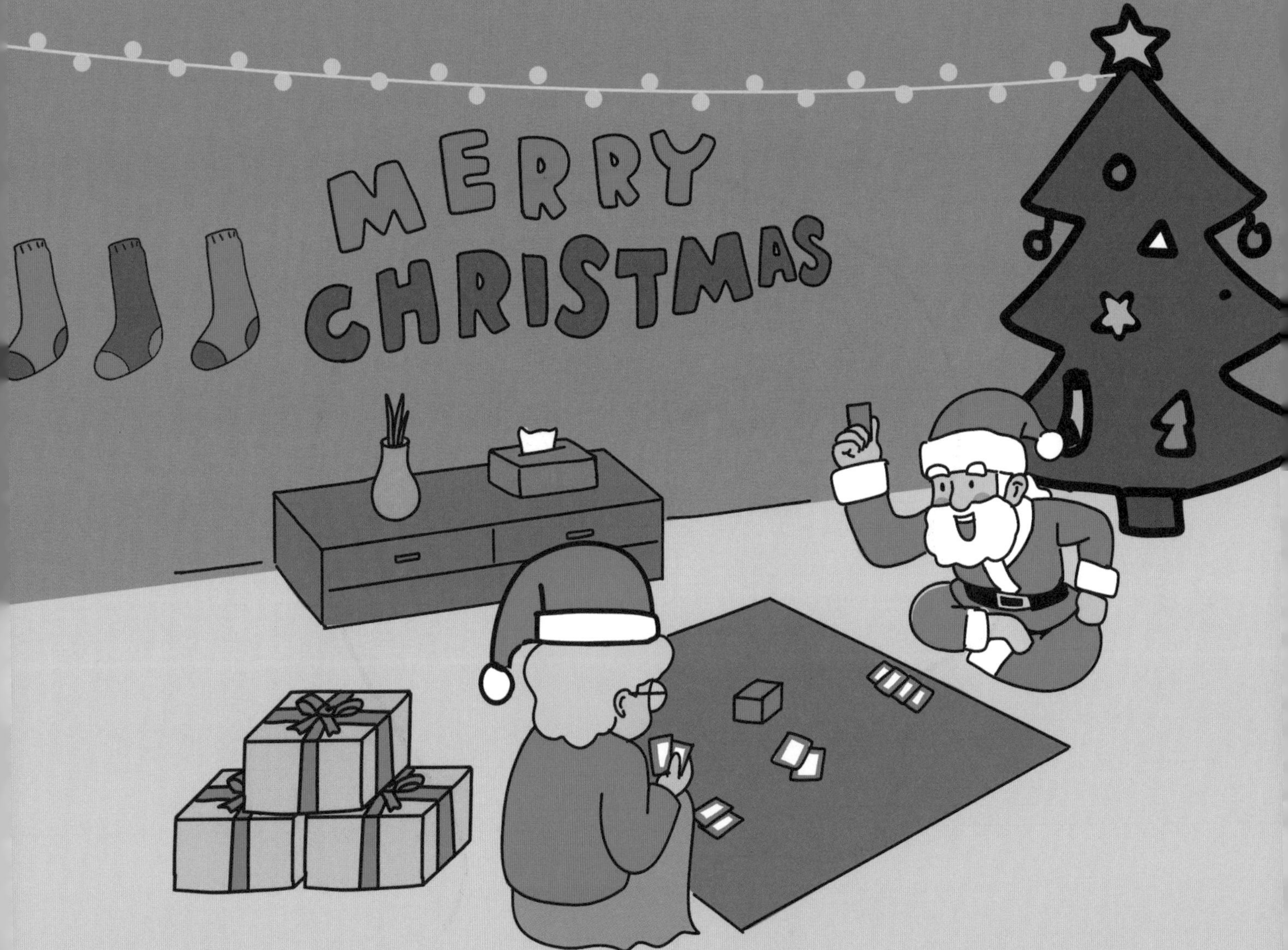

집중력

1. 번호를 따라 선을 그려서 트리를 완성하고 색칠해 보세요.

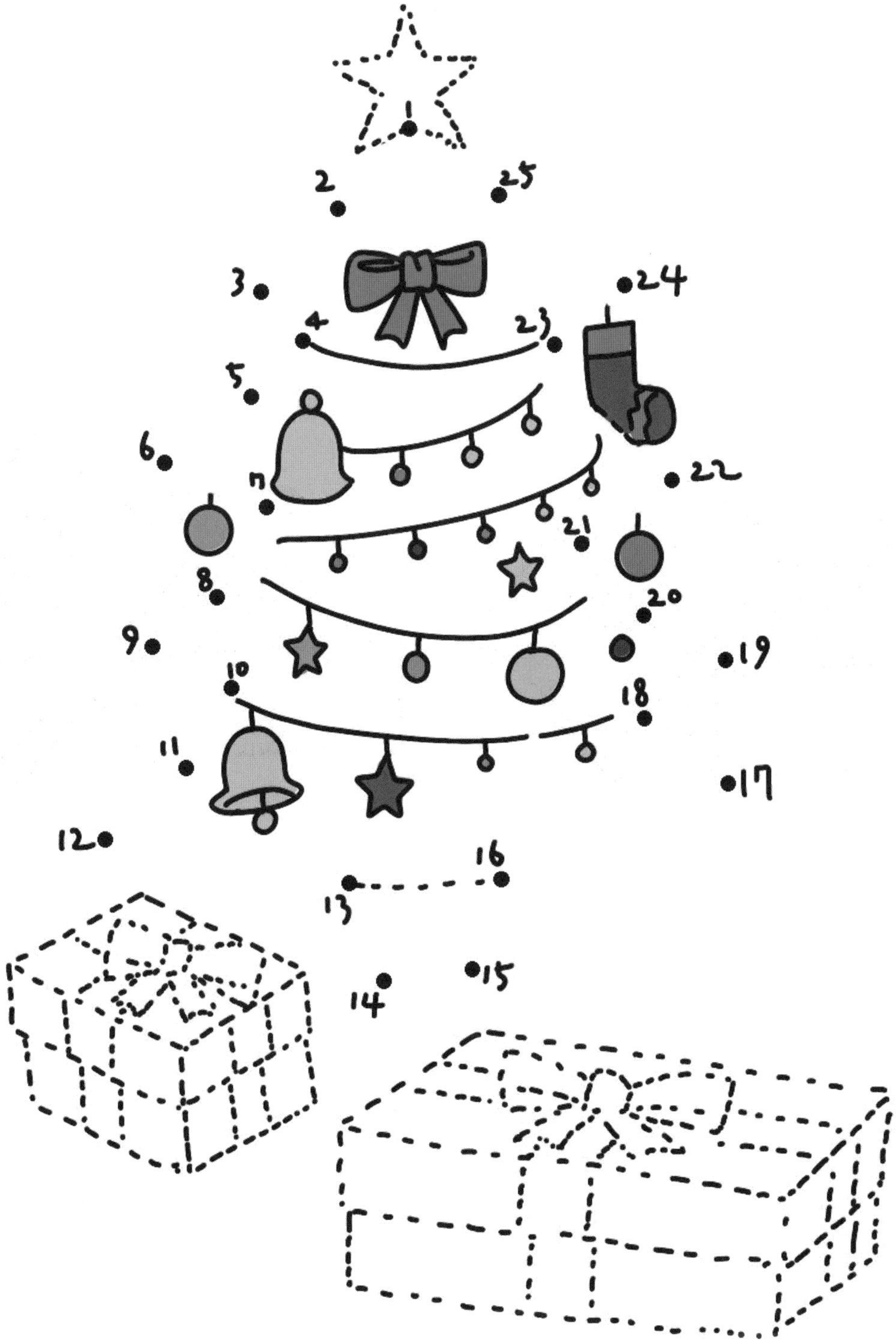

언어력

2. '스'로 끝나는 단어를 생각나는 대로 최대한 많이 적어보세요.

크리스마스, 버스

시공간력

3. 상자 안에 든 양말이 몇 켤레인지 추측해 보세요.

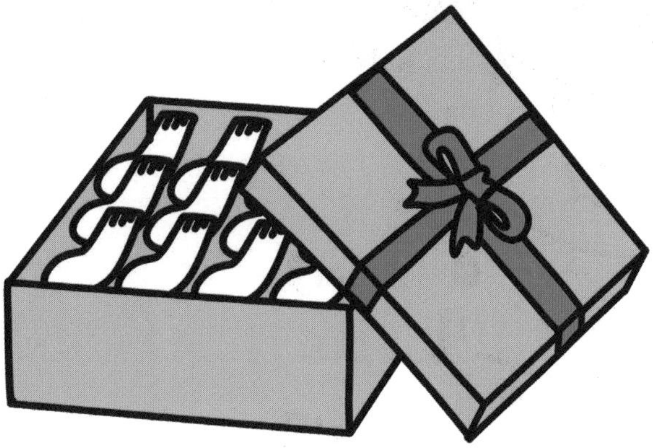

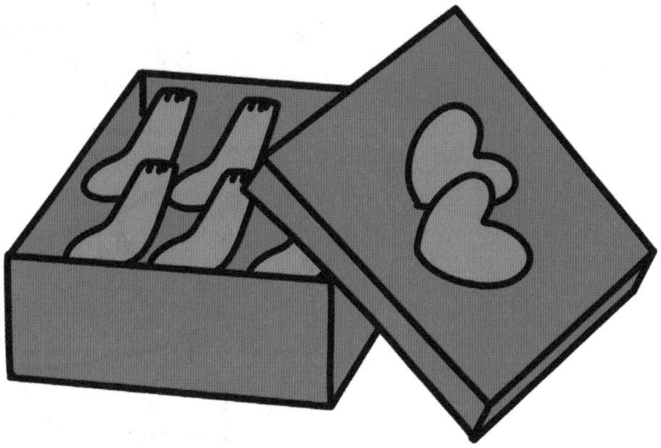

〈뇌가 튼튼해지는 이야기〉

일상에서 가족과 친구들을 자주 보는 것으로도 치매 예방이 될 수 있습니다.

계산력

4. 성탄절과 관련된 물건이 있어요. 아래 계산을 보고 각각의 물건 값이 얼마인지 빈칸에 적어보세요.

① 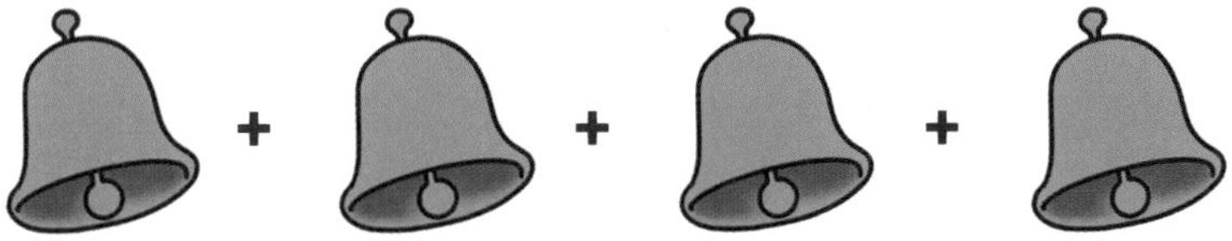 = 2,400원

② 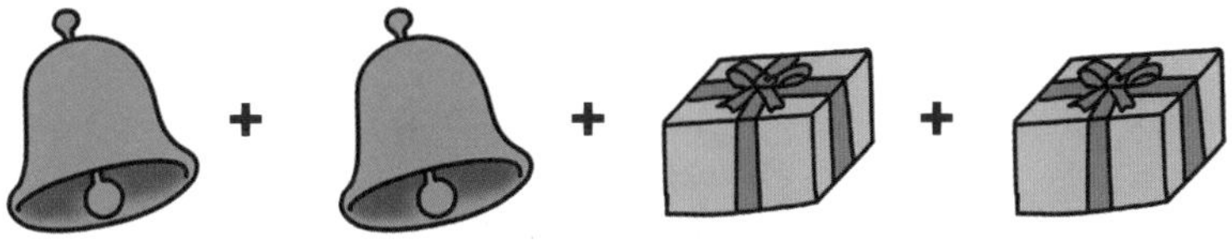 = 2,800원

③ 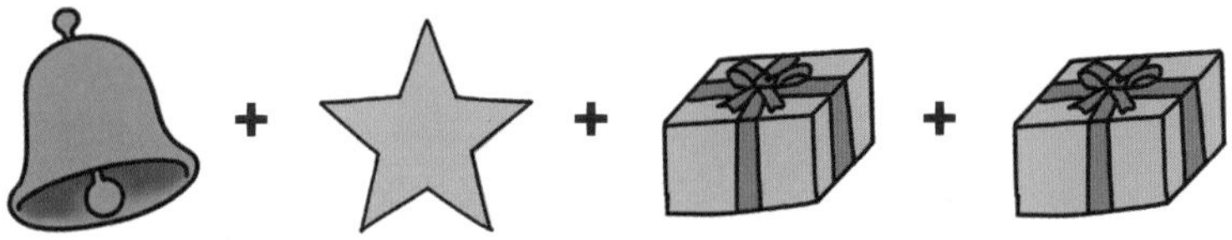 = 2,400원

④ 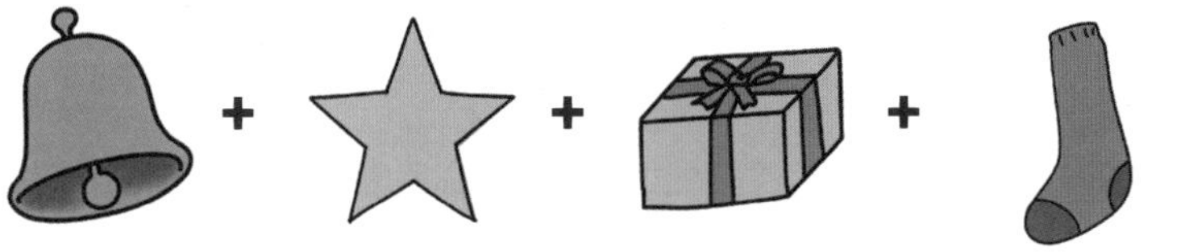 = 2,900원

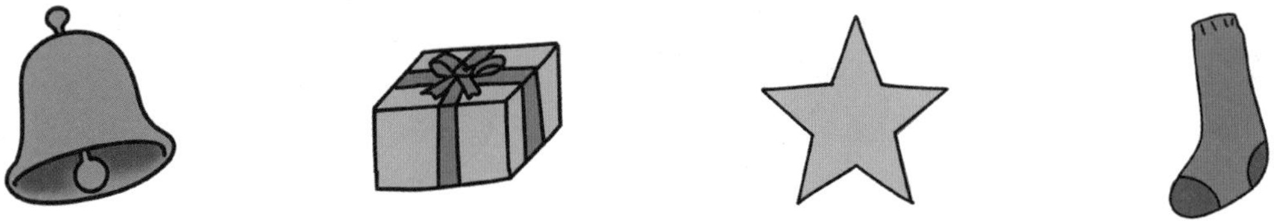

원	원	원	원

판단력

5. 첫 그림과 관련 없는 그림을 고르세요.

①
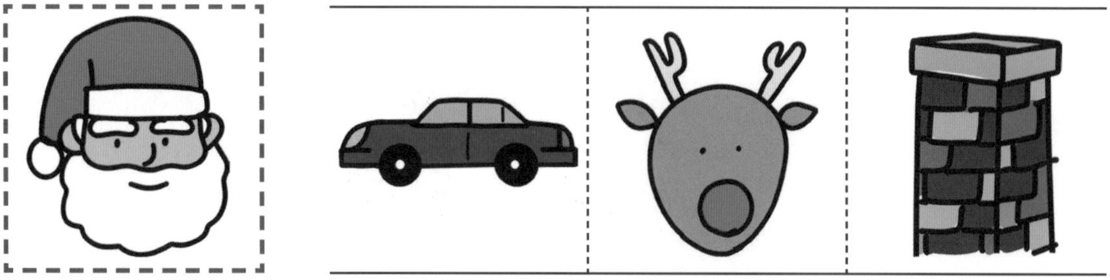

②
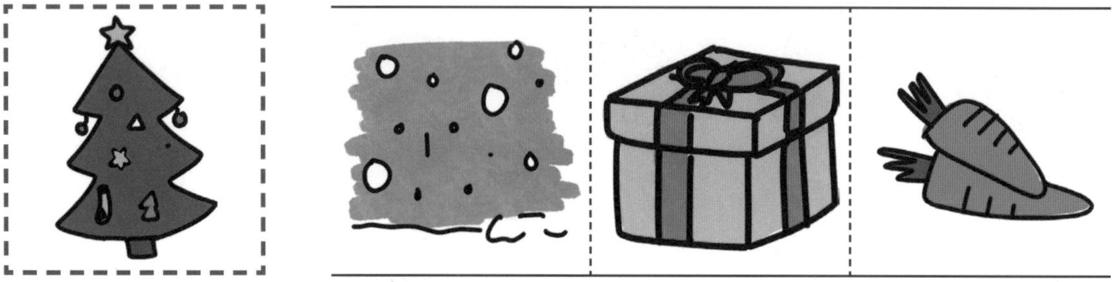

③
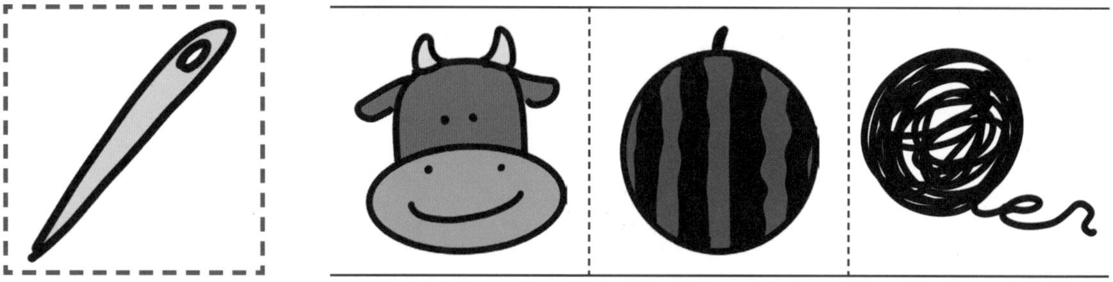

④
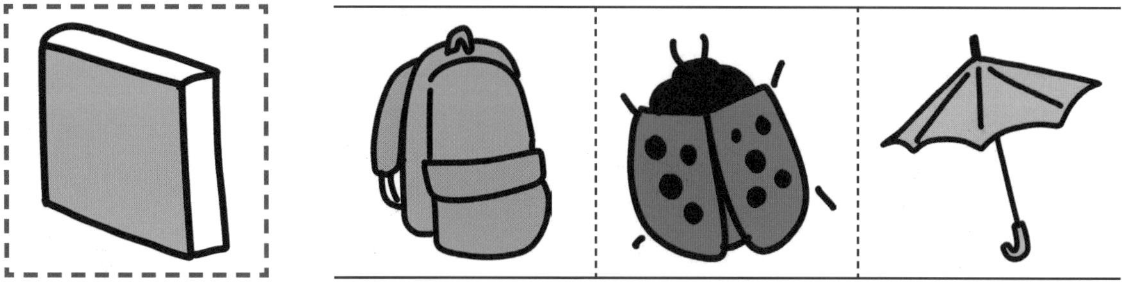

창의력

6. 크리스마스 카드에 색칠을 하고 편지를 써보세요.

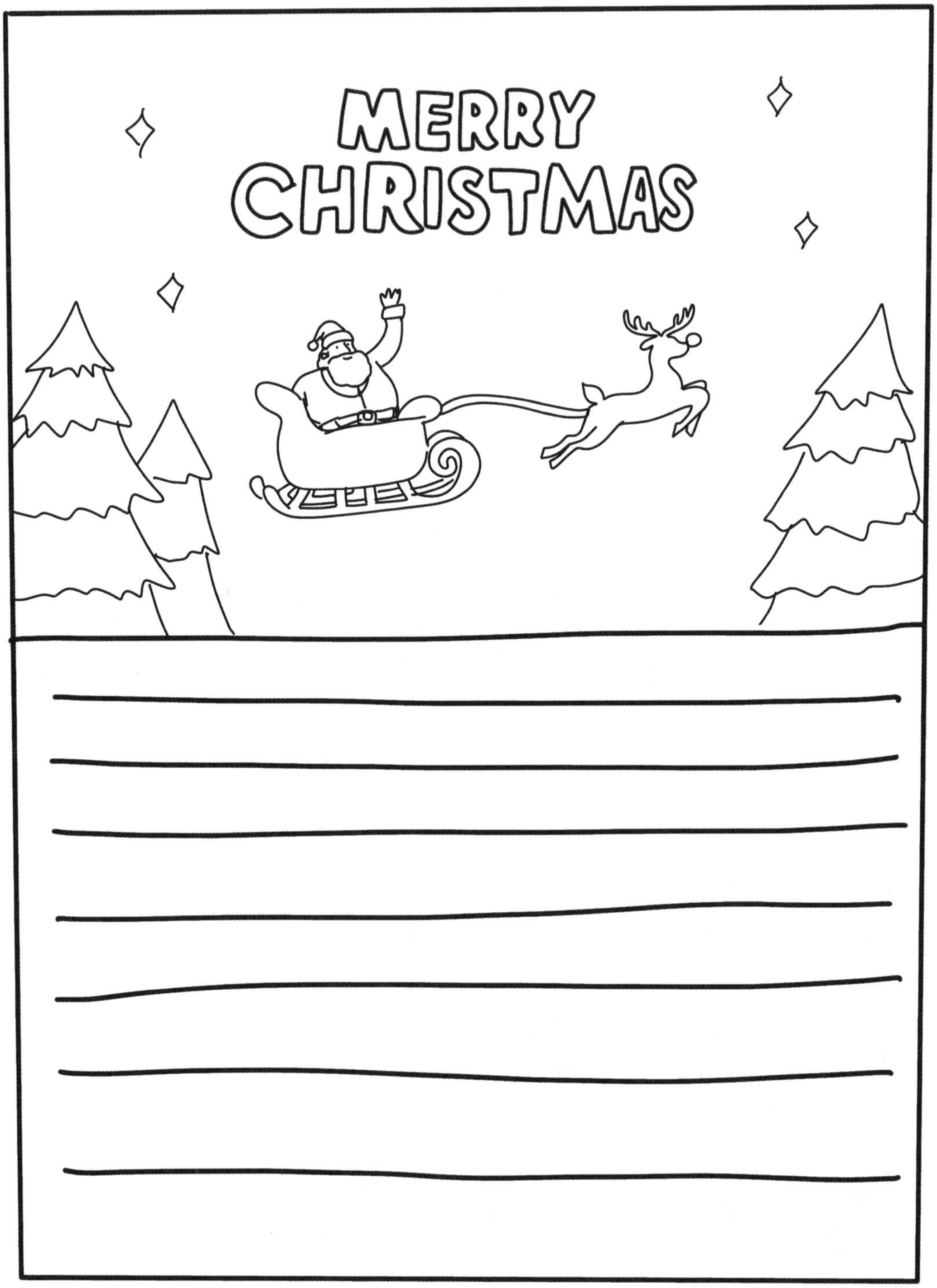

18일차 강의

18일차

문방구와 우체국

오늘은 호주에 사는 친구한테 김 두 톳이랑 고추장 한 병을 보내려고
문방구에 가서 테이프랑 포장용 뽁뽁이를 샀다.
간 김에 일기장으로 쓸 칸 넓은 공책 한 권도 사 왔다.
우체국에 당최 갈 일이 없다가 오랜만에 갔더니 짐 넣을 박스랑 포장할 테이프,
뽁뽁이까지 다 있었다. 필요한 건 우체국에 다 있네. 뭐든 알아야 면장을 한다더니...

계산력

1. 각 물건에 해당하는 숫자를 보고, 아래 계산식을 풀어보세요.

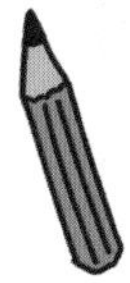	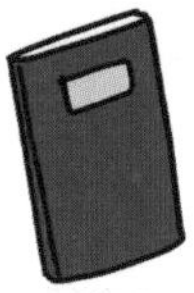	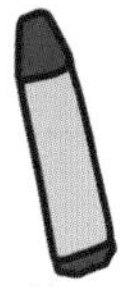	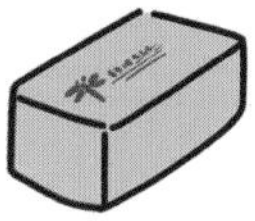	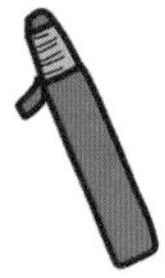	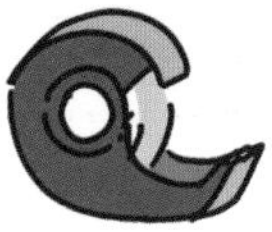	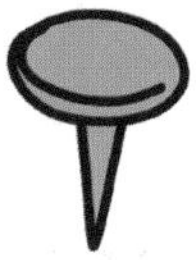	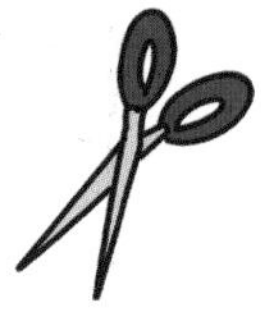
1	2	3	4	5	6	7	8

① 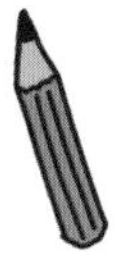 + 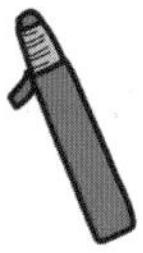 + 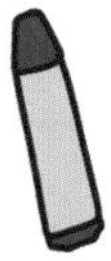 + 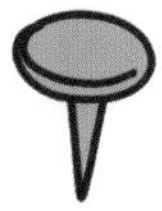 =

② 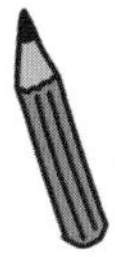 + 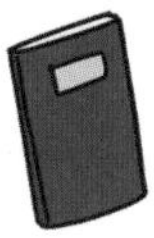 + 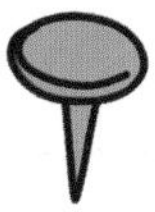 - 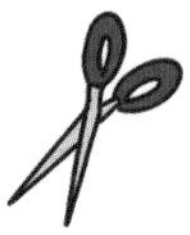 =

③ 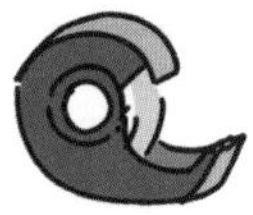 x 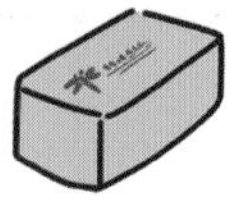 x 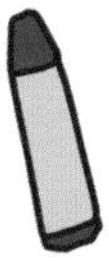 x 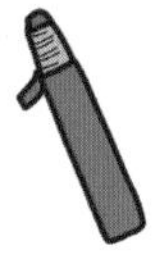 =

집중력

2. 그림을 비교하여 다른 부분 10곳을 찾아보세요.

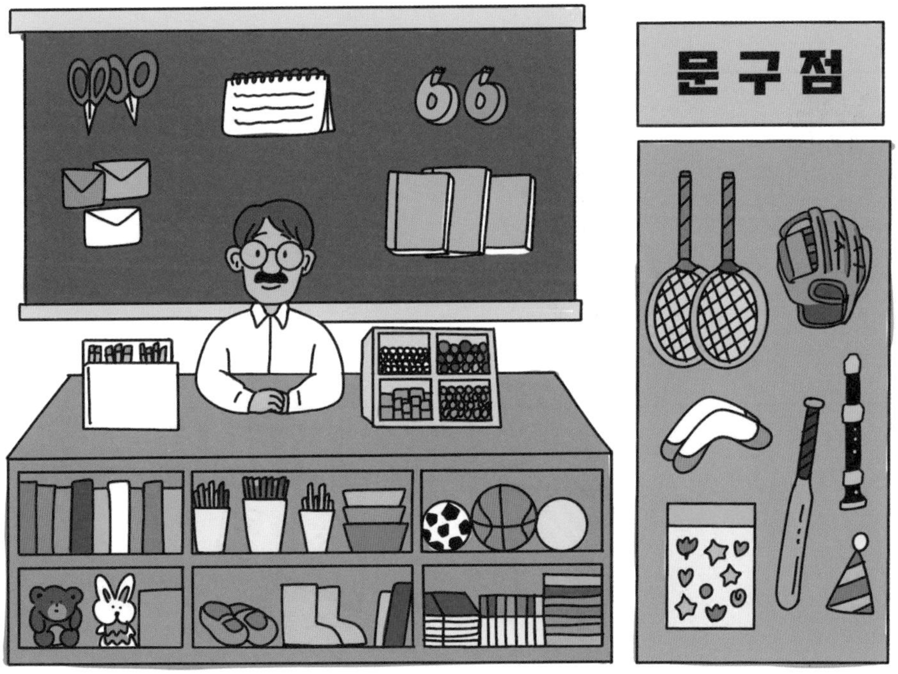

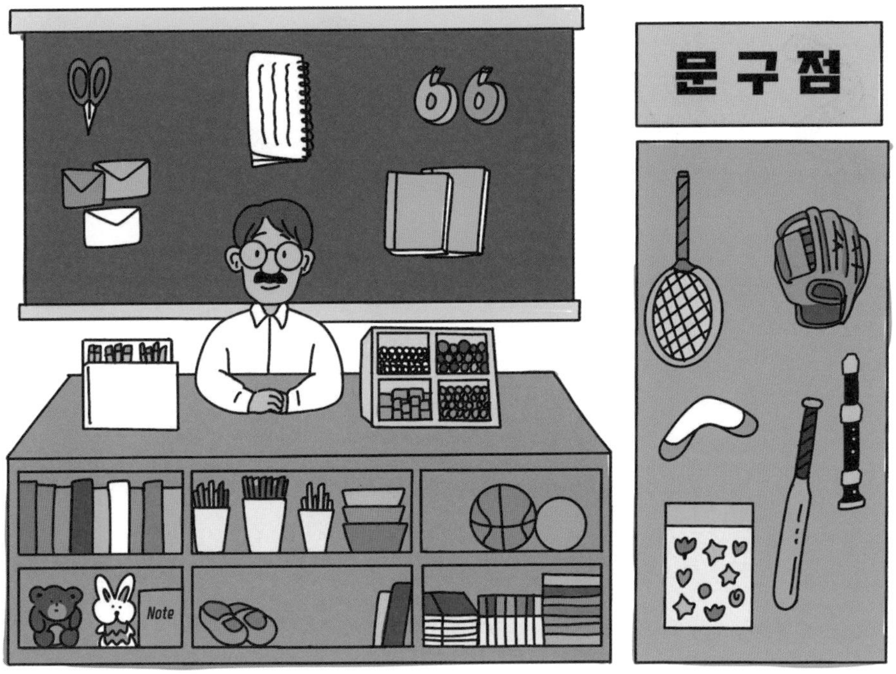

언어력

3. 아래 그림의 첫 글자를 이어 단어를 만들면 문방구에서 살 수 있는 물건 이름이 됩니다. 어떤 물건인지 적어보세요.

①

②

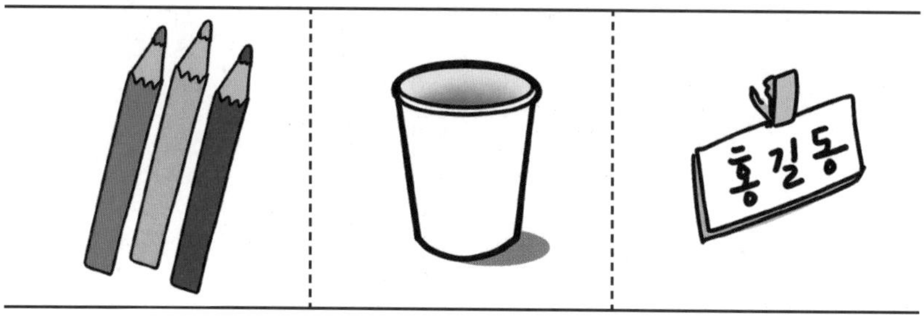

③

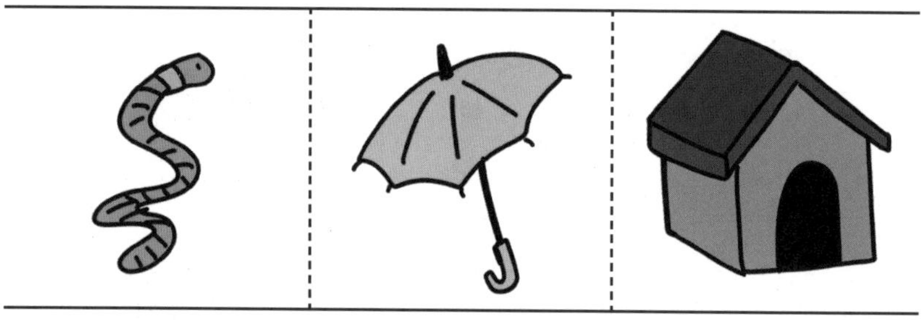

계산력

4. OK 할머니는 택배를 보내기 위해 우체국에서 1,200원짜리 박스를 3개 구매했습니다. 총 결제한 금액이 23,000원이라면 그 중 택배비는 얼마일까요?

원

판단력

5. 손녀에게 공책을 선물하려고 합니다. 설명을 잘 읽고 공책을 골라보세요.

표지에 공주와 나비 두 마리가 그려져 있습니다.
공주는 하늘색 귀걸이를 하고 있고, 보라색 소매가 달린 분홍색 드레스를 입었습니다. 왕관 중앙에는 주황색 보석이 있습니다.

①

②

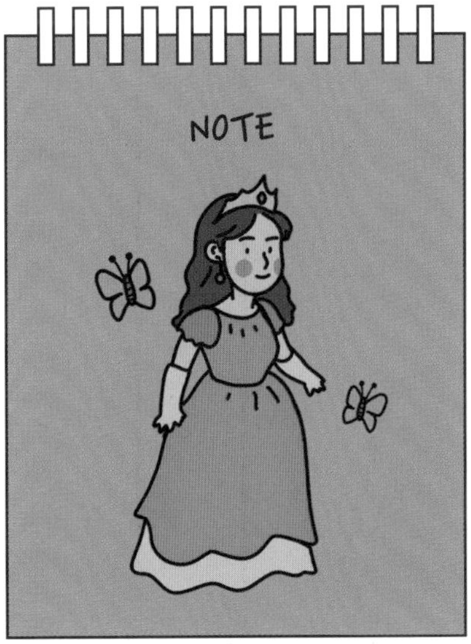

③

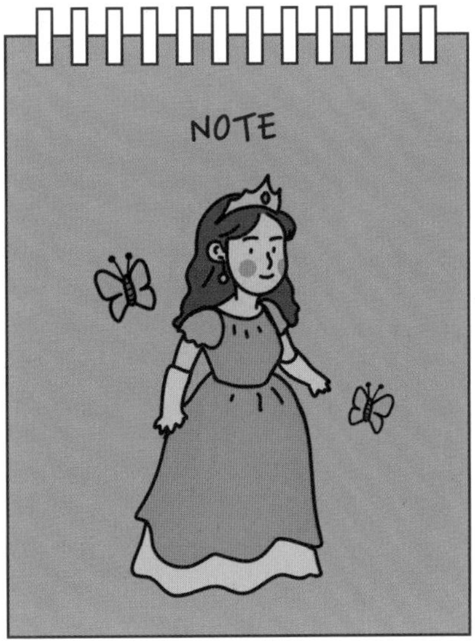

④

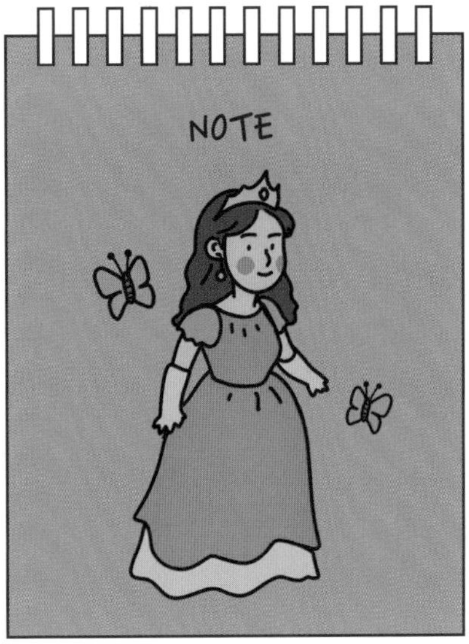

집중력

6. 우체국에 숨겨진 물건이 있어요. 가위, 화분, 열쇠, 은행잎, 각도기, 지팡이, 종이 비행기를 찾아보세요.

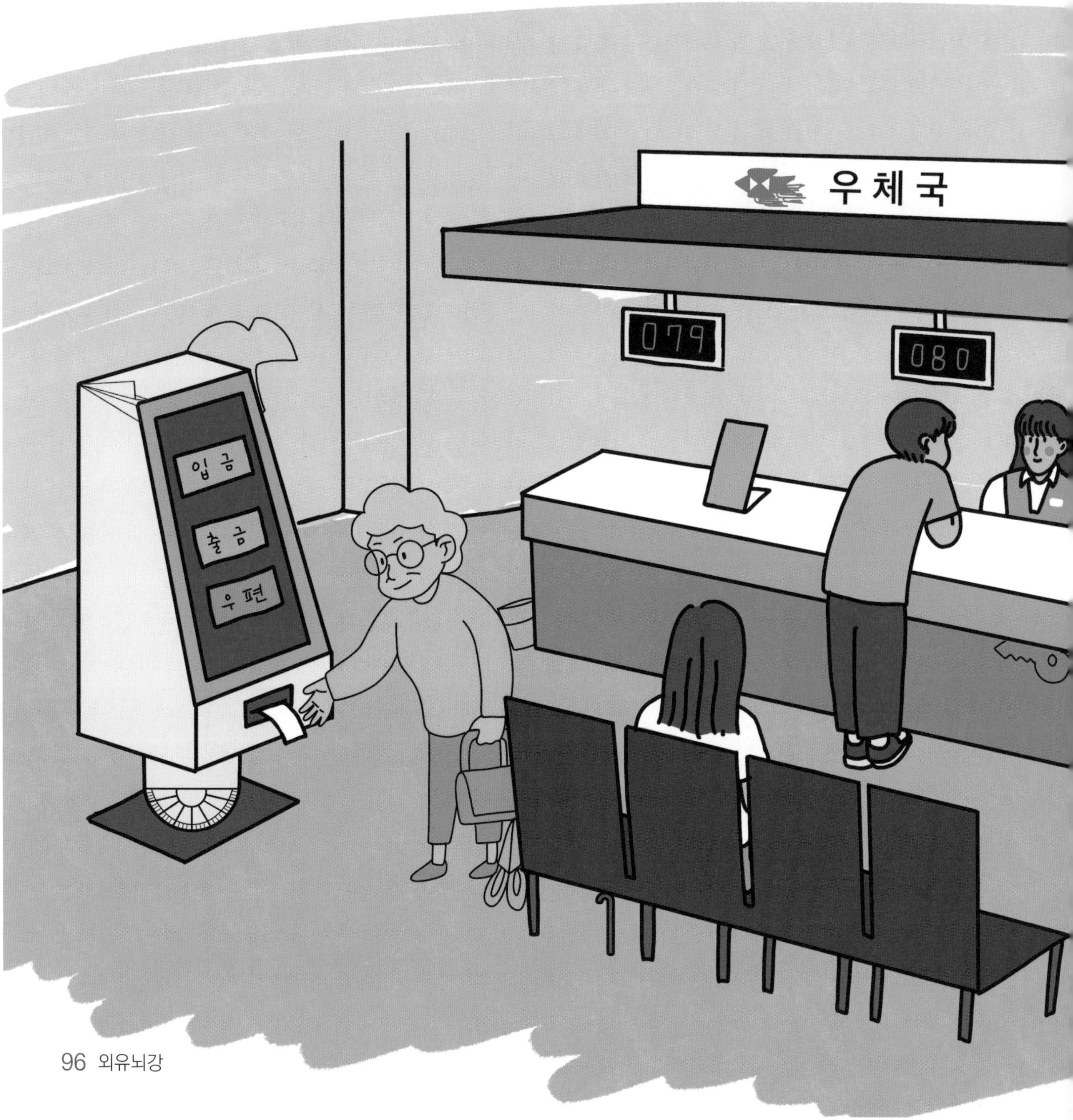

집중력

7. 보기처럼 태극기가 바르게 그려진 우표가 몇 개인지 세어 보세요.

보기)

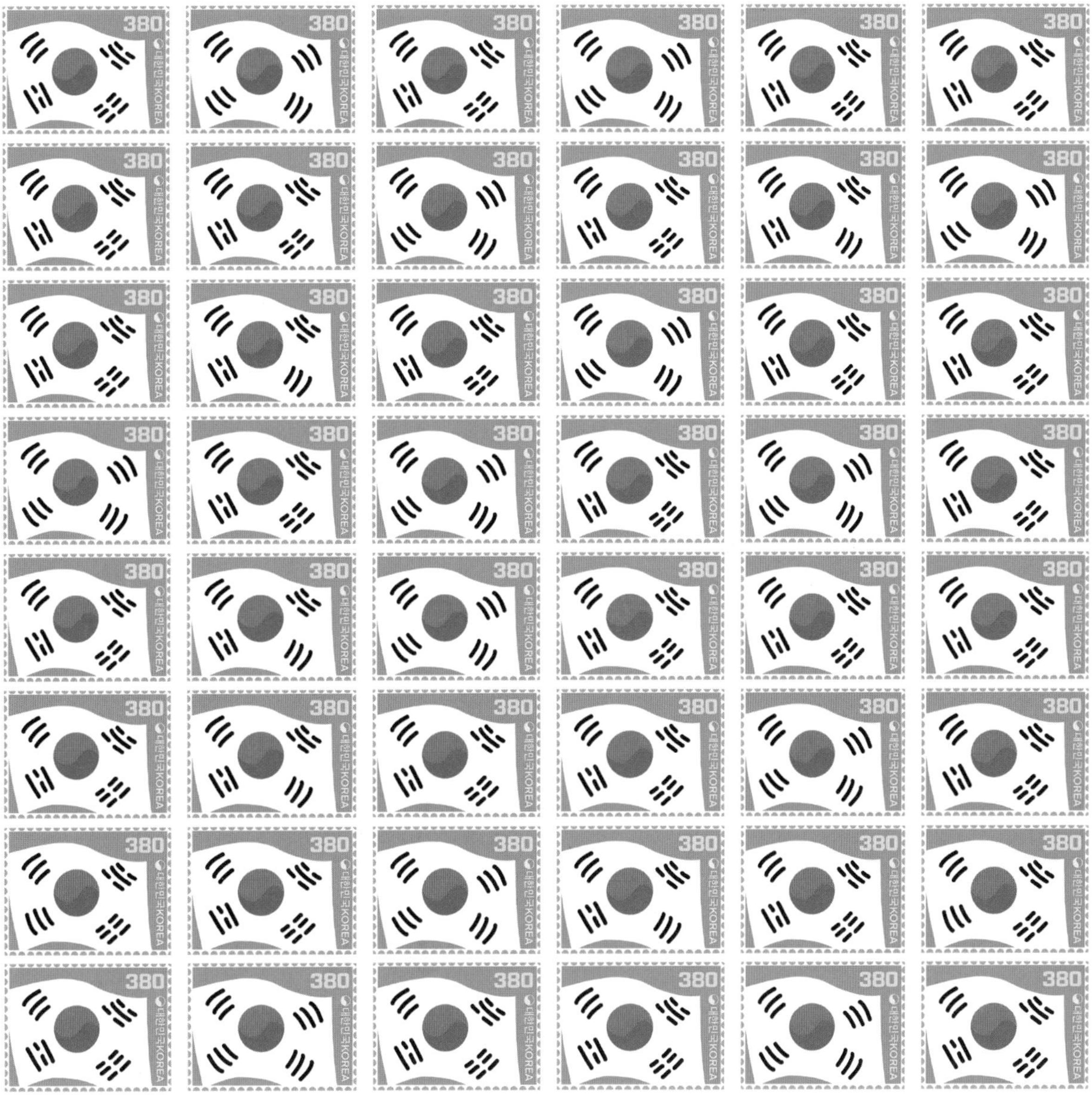

19일차 강의

19일차

두뇌 집중의 힘 7

사칙연산을 꾸준히 하면 치매 예방에 도움이 됩니다.
더하기, 빼기, 곱하기, 나누기를 통해 계산 능력을 향상해 보세요.

외유뇌강 수학 학습지	월	일	이름 :

1. 9 + 17 + 23 =

2. 18 + 24 + 58 =

3. 21 + 34 + 87 =

4. 18 + 32 + 48 =

5. 33 + 46 + 125 =

6. 3 + 40 + 25 =

7. 9 + 32 + 57 =

8. 77 + 14 + 8 =

9. 19 - 4 + 36 =

10. 45 - 7 + 26 =

11. 74 - 9 - 17 =

12. 32 - 17 + 59 =

13. 63 - 31 + 26 =

14. 39 - 16 - 8 =

15. 94 - 27 - 23 =

16. 49 - 12 - 8 =

17. 13 X 9 =

18. 78 X 14 =

19. 42 X 9 =

20. 51 X 6 =

21. 26 X 7 =

22. 73 X 5 =

23. 8 X 19 =

24. 11 X 31 =

25. 50 X 24 =

26. 21 X 51 =

27. 153 ÷ 3 =

28. 26 ÷ 13 =

29. 144 ÷ 12 =

30. 108 ÷ 3 =

점수 :	/ 30

20일차 강의

20일차

취미 생활 하기

오늘은 복지관에서 전통 자수를 배우는 날이다.
늙어서는 친구랑 취미가 꼭 있어야 한다는 걸 날이 갈수록 느낀다.
눈도 안 보이는데 무슨 바느질이냐고 다들 반대했지만,
돋보기에 의지해 겨우 작은 꽃봉오리 하나 만들고 혼자 배시시 웃는다.
얼마 전 새로 시작한 서예도 취미로 오케이다.
그러고 보니 제일 친한 내 친구는 돋보기구나.

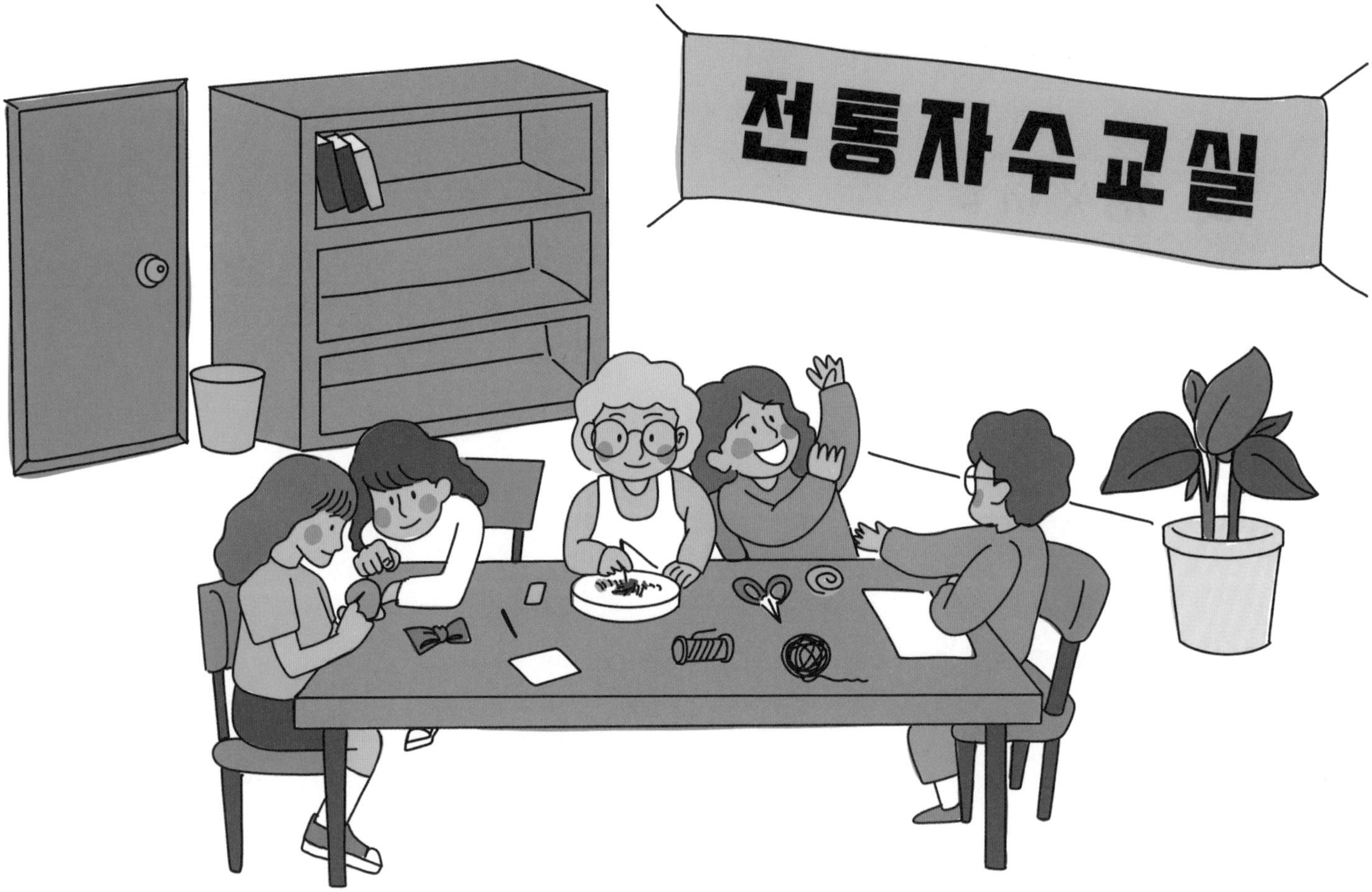

언어력

1. 빈칸에 알맞은 말을 넣어 단어와 문장을 완성해 보세요.

① 반 ___ 고리　② 돋 ___ 기　③ 뜨 ___ 질　④ 웃고 ___

⑤ _______ 도둑이 소 도둑 된다.　⑥ _______ 가는데 ___ 간다.

집중력

2. 골무에 넣을 자수 문양입니다. 제시된 문양과 똑같은 것을 찾아보세요.

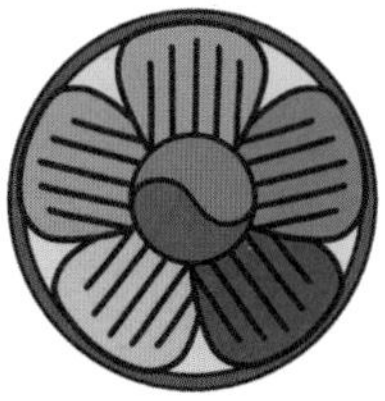

[보기1]

①
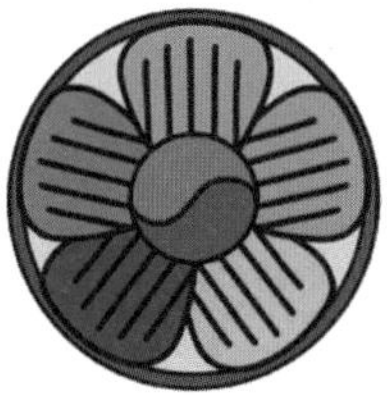

②
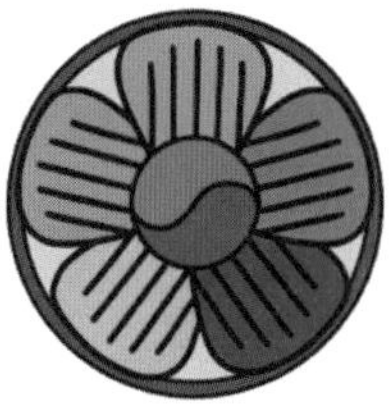

③
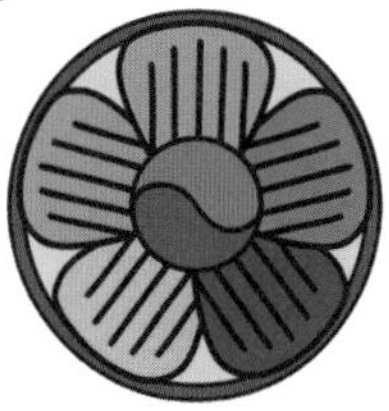

④
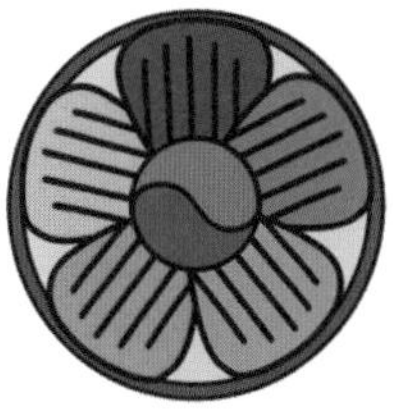

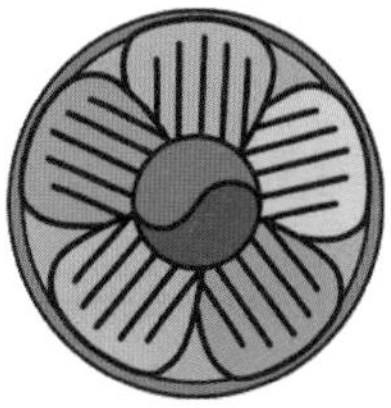

[보기2]

①
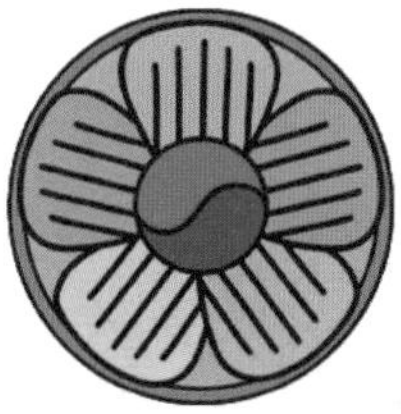

②
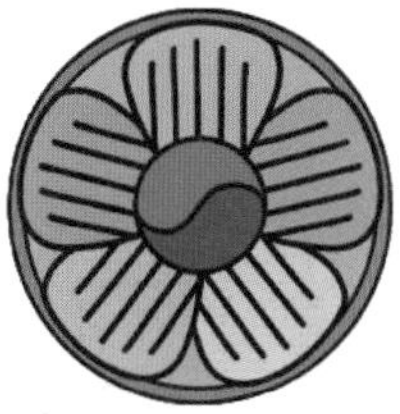

③
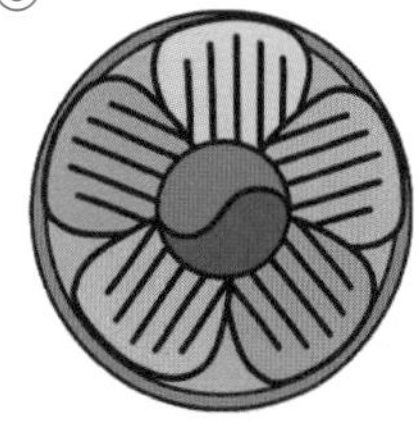

④
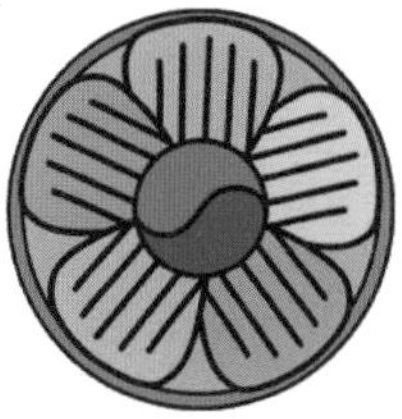

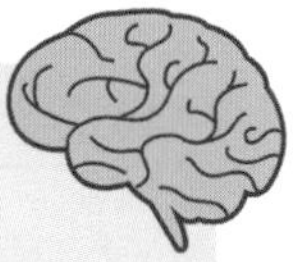

〈뇌가 튼튼해지는 이야기〉

즐거움을 느끼는 취미 생활을 하면 치매 예방에 효과가 있습니다.

시공간력

3. 찢어진 손수건 조각이에요. 왼쪽 그림을 참고하여 빈칸에 번호를 넣어보세요.

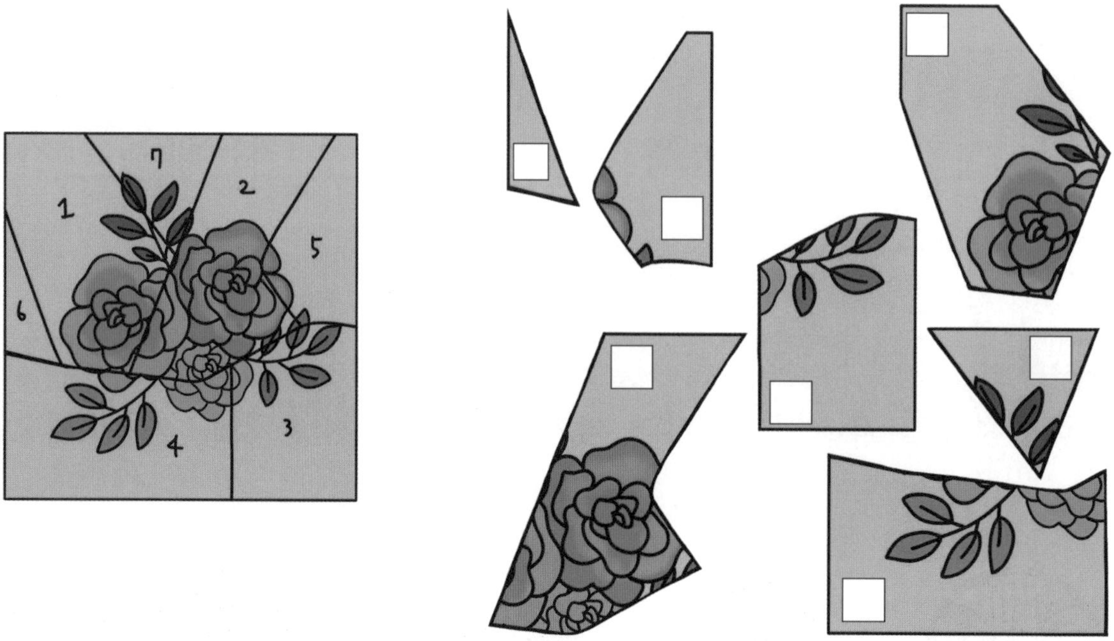

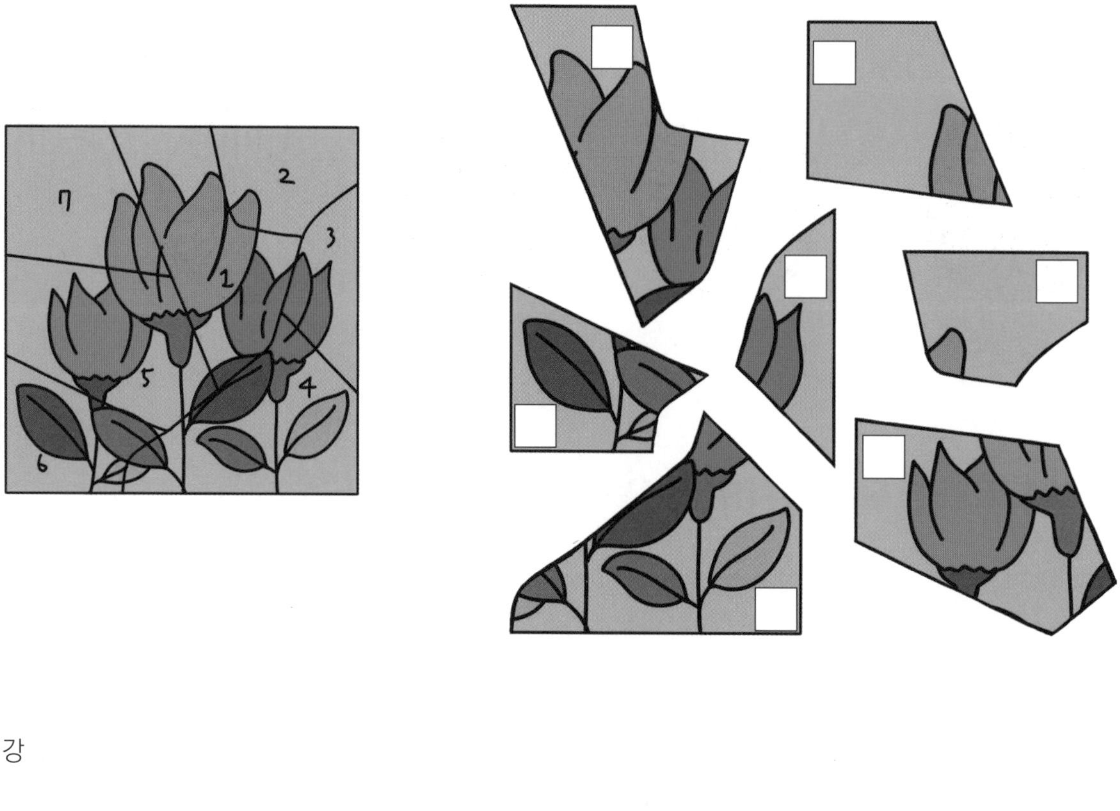

집중력

4. 글자 '실'을 찾아 동그라미를 쳐보세요. (총 14개)

실	식	신	싱	싶	실	신	십	싯	싣
싷	사	서	십	석	살	샆	샂	슬	싲
식	사	살	식	시	실	서	설	살	싱
신	실	사	서	실	싣	실	실	솔	시
식	심	설	시	샆	실	숱	순	실	수
싱	소	성	숨	식	선	신	사	싣	세
싣	살	서	사	실	송	식	신	술	시
식	설	삭	석	술	설	섣	살	신	실
셀	실	상	실	설	석	실	사	시	수

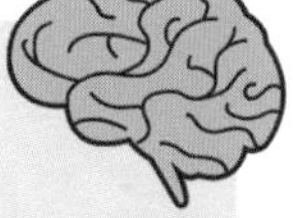

〈뇌가 튼튼해지는 이야기〉

서예, 그림 그리기 등으로 오른쪽 뇌를 자극하면 치매 예방에 도움이 됩니다.

판단력

5. 문방사우(文房四友)는 문인들이 서재에서 쓰는 4가지 도구를 뜻합니다. 초성을 참고해서 4가지 도구의 이름을 빈칸에 적어보세요.

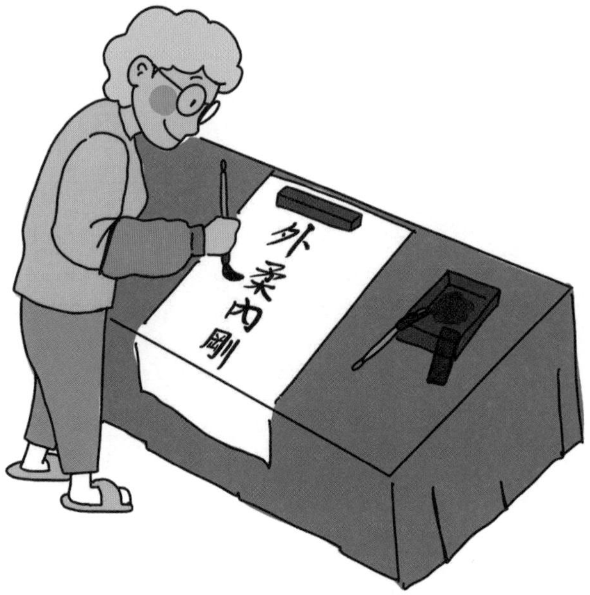

ㅈㅇ	
ㅂㄹ	
ㅁ	
ㅂ	

기억력

6. 빈칸에 알맞은 말을 넣어 사자성어를 완성해 보세요.

천			비
부	ㅊ	부	ㅅ
유	비		

관	포		
결	자		
ㅇ		무	중

괄	ㅁ	ㅅ	ㄷ
대		만	
주	ㄱ		독

언어력

7. 아래 예시처럼 한자를 읽고, 옆 칸에 한글로 적어보세요.

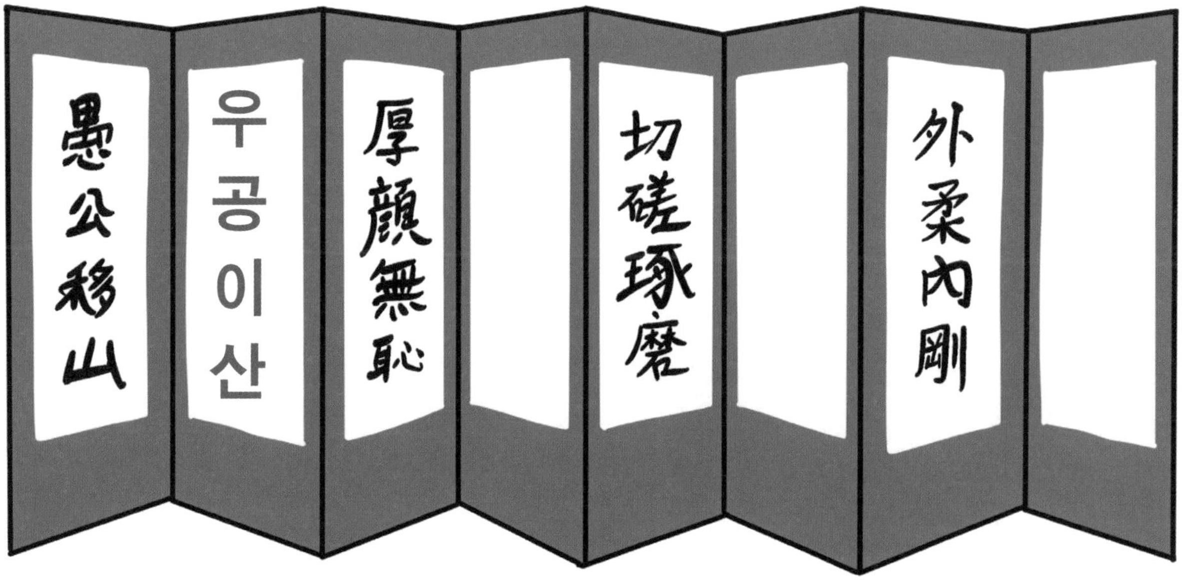

▶ 외유내강 [外柔內剛] (밖 외, 부드러울 유, 안 내, 굳셀 강)
: 겉은 부드러우나 안은 대단히 강함

▶ 후안무치 [厚顔無恥] (두터울 후, 얼굴 안, 없을 무, 부끄러워할 치)
: 낯이 두꺼워 부끄러움을 모름

▶ 우공이산 [愚公移山] (어리석을 우, 귀 공, 옮길 이, 뫼 산)
: 어리석은 사람이 산을 옮김. 우직하게 한 우물을 파는 사람이 큰 성과를 거둠

▶절차탁마 [切磋琢磨] (갈 절, 갈 차, 쪼을 탁, 갈 마)
: 옥이나 돌을 갈고 쪼아 완성. 즉 학문이나 자신의 이상을 갈고 닦아 목표에 이름

21일차 강의

21일차

집안일하기

오늘은 밀린 대청소도 하고 밑반찬도 몇 가지 만들고 종일 바빴다.
일을 다 끝내고 소파에 기대앉아 삼박자 커피를 마시며
빼먹은 드라마 재방송을 보는 맛은 정말 끝내준다.
그나저나 내가 드라마를 써도 저거 보단 잘 쓰겠다.

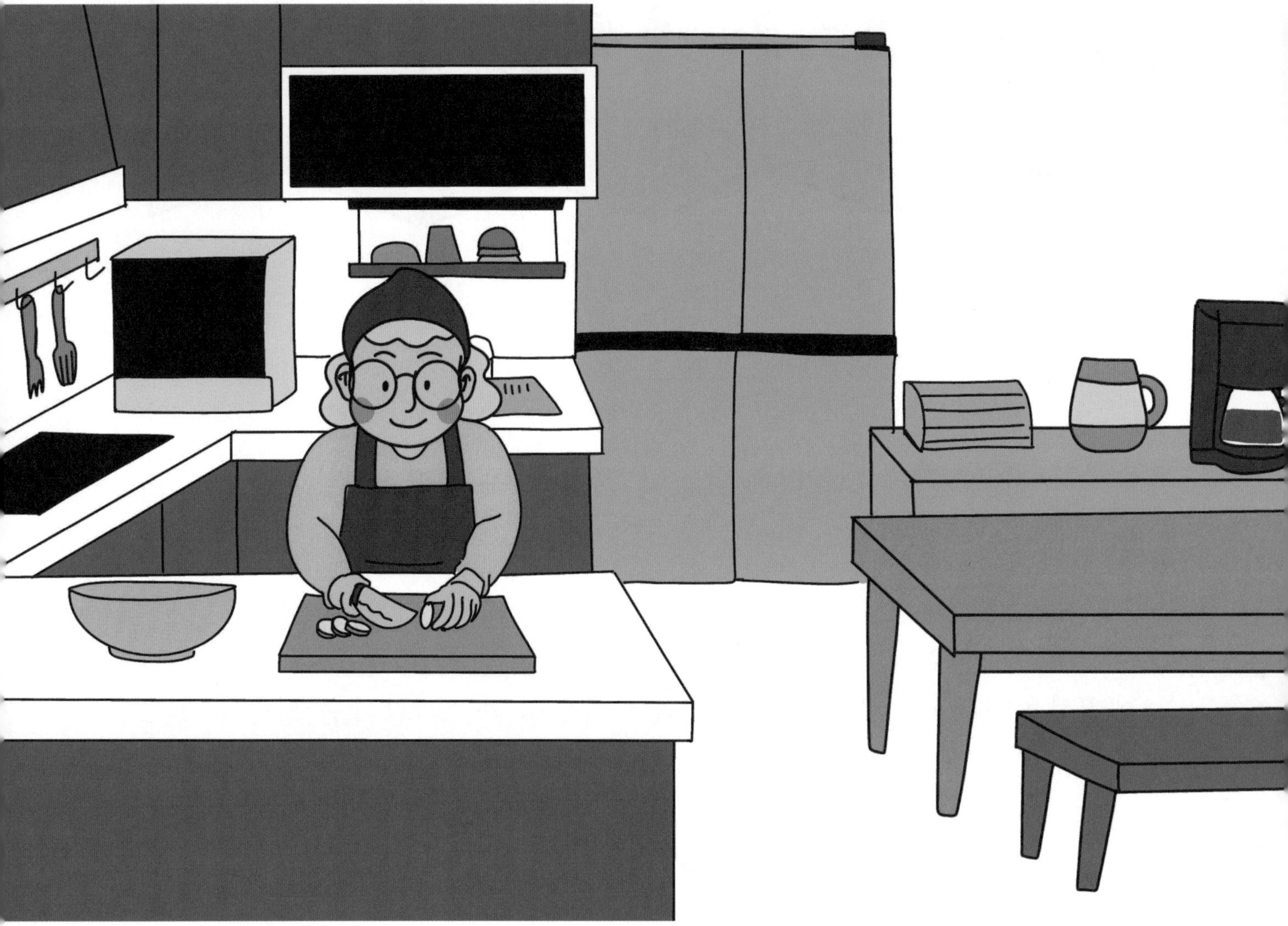

지남력

1. 아래 예시를 참고하여 우리 집 구조를 그려보세요.

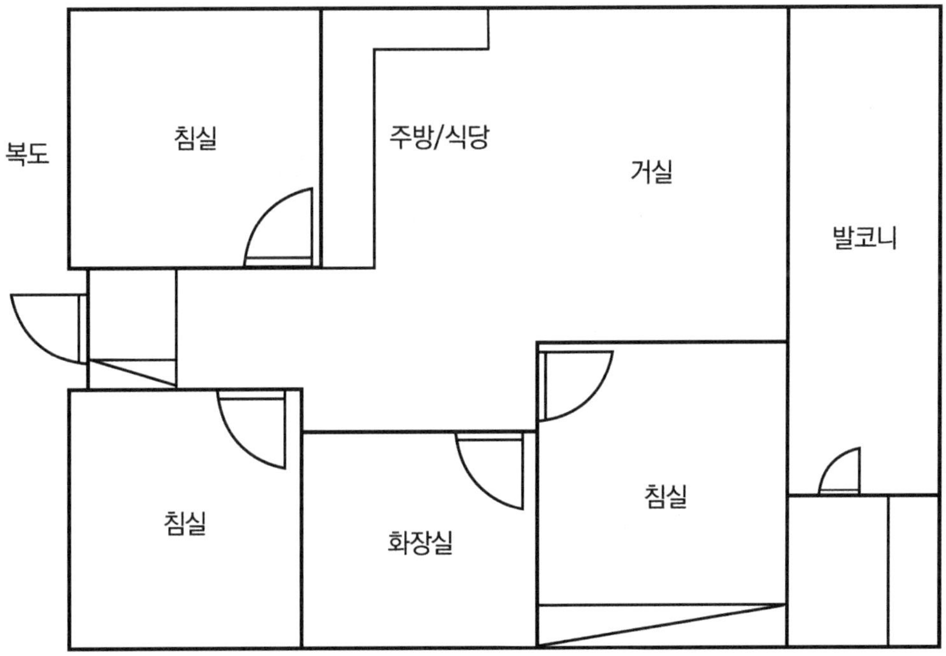

기억력

2. 아래 질문에 알맞은 답을 써보세요.

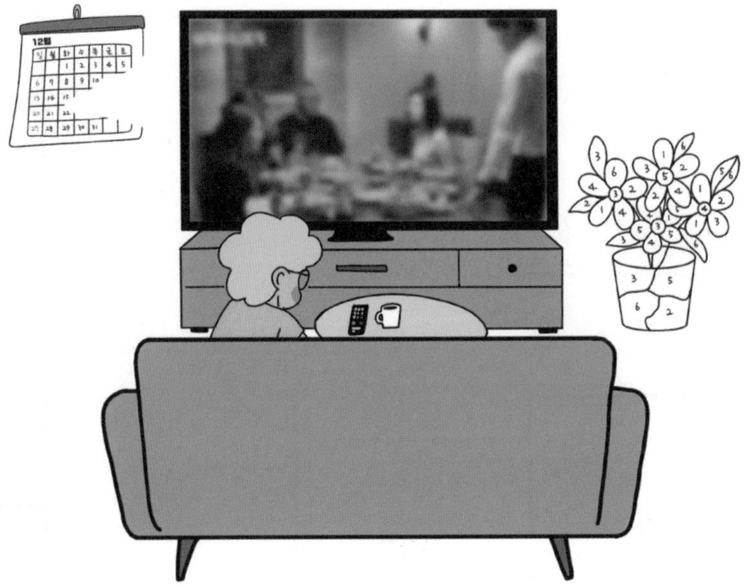

① 최근에 즐겨 보는 TV 프로그램은 무엇인가요?

____

② 지금껏 가장 기억에 남는 드라마 제목은 무엇인가요?

____

③ 최근 즐겨 듣는 노래는 무엇인가요?

____

④ 좋아하는 배우와 가수가 있다면 이름을 적어보세요.

____

시공간력

3. 섞여 있는 글자들을 재배치하여 음식 이름을 바르게 만들어 보세요.

예시) | 등 | 림 | 고 | 어 | 조 | → | 고 | 등 | 어 | 조 | 림 |

개	치	찌	김	→						물	탕	해	→			
구	덕	더	이	→						반	자	콩	→			
자	볶	감	음	→						림	장	조	→			

판단력

4. 달력이 찢어졌네요. 남아있는 날짜와 요일을 보고 다음 문제를 풀어 보세요.

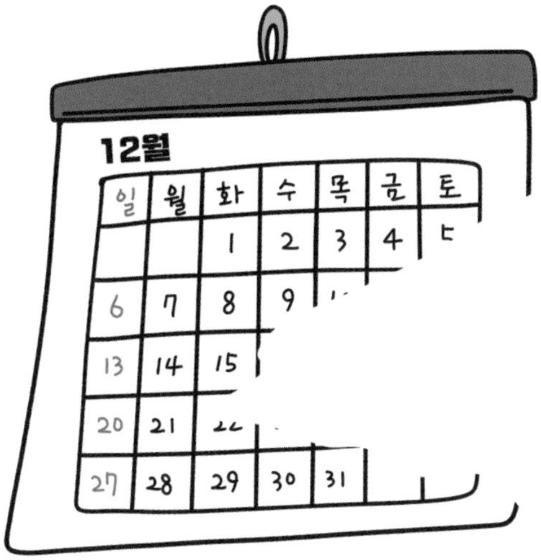

① 셋째 주 토요일은 며칠일까요?

② 둘째 주 금요일은 며칠일까요?

③ 넷째 주 수요일은 며칠일까요?

22일차 강의

22일차

두뇌 집중의 힘 8

오늘은 한자 쓰기, 자신만의 조리법 작성하기,
색칠하기를 해보겠습니다. 즐거운 마음으로 함께해 주세요.

한자 쓰기

외유내강, 만수무강, 소노다소의 뜻을 기억하며 한자로 써보겠습니다.
소리내어 읽으면서 한 획씩 천천히 따라 써보세요.
책에 나온 한자 말고도 다양한 사자성어를
꾸준히 쓰고 외워보는 것을 추천합니다.

外	柔	內	鋼

- 외유내강
: 겉은 강하나 속은 부드러움

外	柔	內	强	外	柔	內	强
外	柔	內	强				

萬	壽	無	疆

- 만수무강

: 아무 탈 없이 아주 오래 삶

萬	壽	無	疆	萬	壽	無	疆
萬	壽	無	疆				

少	怒	多	笑

- 소노다소

: 화를 적게 내고 많이 웃으라

少	怒	多	笑	少	怒	多	笑
少	怒	多	笑				

조리법 쓰기

가장 자신있는 요리의 조리법을 적어보세요.

<table>
<tr><td colspan="2">조리법</td></tr>
<tr><td>-요리 이름 :

-조리 시간 :
-요리팁 :</td><td>재료</td></tr>
<tr><td colspan="2">요리 순서</td></tr>
<tr><td colspan="2"></td></tr>
</table>

색칠하기

번호에 적힌 색깔대로 화병을 색칠해 보세요.

1. 빨간색, 2. 주황색, 3. 노란색, 4. 하늘색, 5. 연두색, 6. 보라색

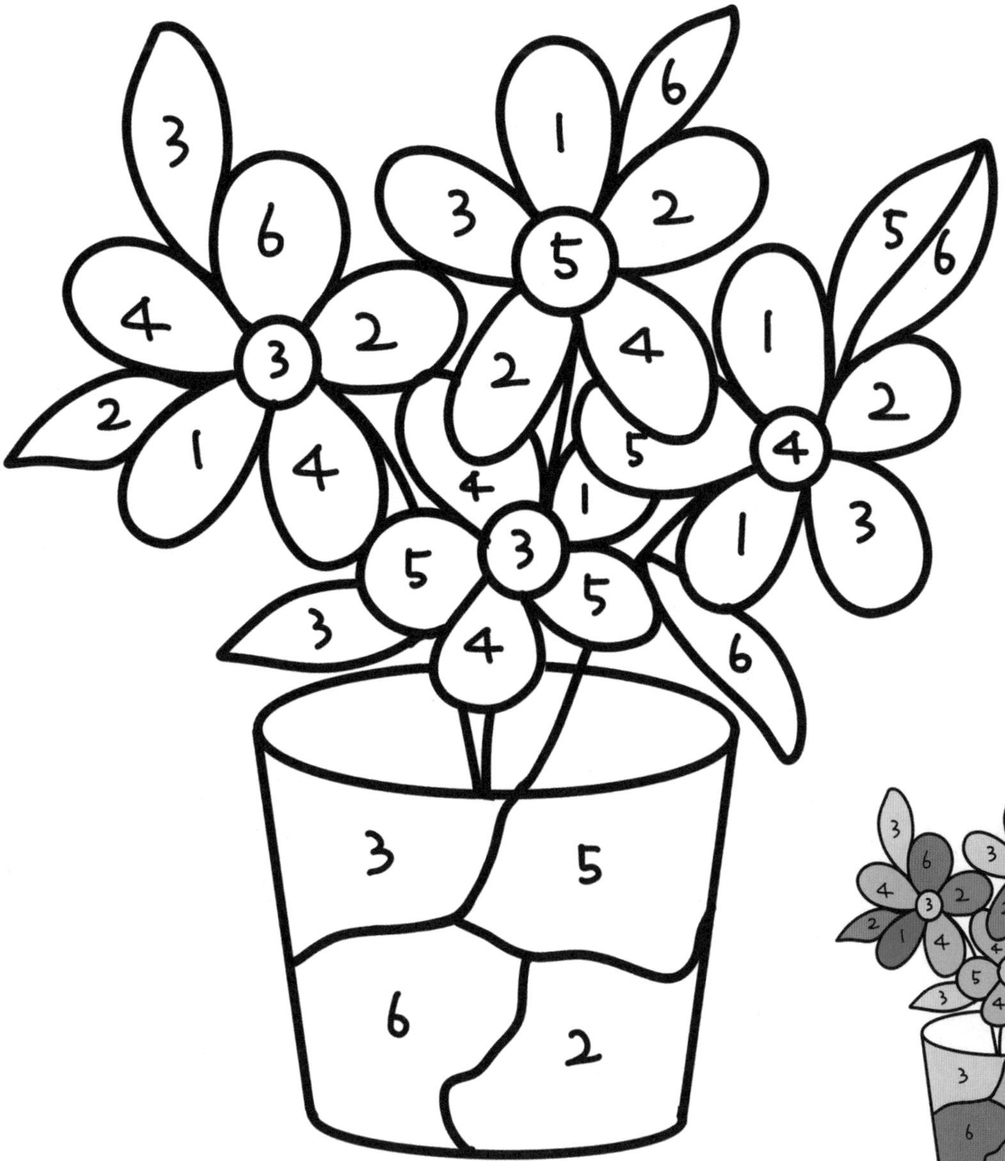

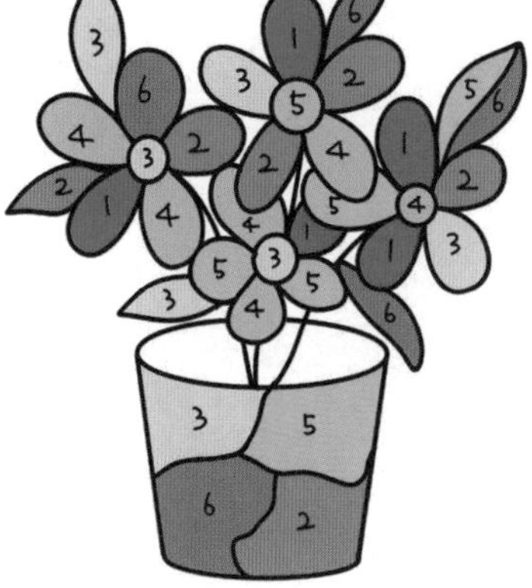

23일차 강의

23일차

공원에서 운동하기

오늘은 피곤하기도 하고 귀찮아서 운동을 쉬고 싶었지만 억지로 몸을 일으켜
공원으로 갔다. 내 연배의 사람들이 이미 많이 나와서 걷기도 하고
운동기구에서 열심히 운동 중이었다. 다들 이렇게 관리하는 모습을 보면서 안 쉬고 잘
나왔단 생각이 들었다. 의사 선생님이 열심히 걸으라고 했는데..
혈관을 깨끗하게 관리해야 나중에 치매도 예방된다고. 게으름 피우지 말아야지.
후회하지 않으려면... 뭐든 예방이 최고다!

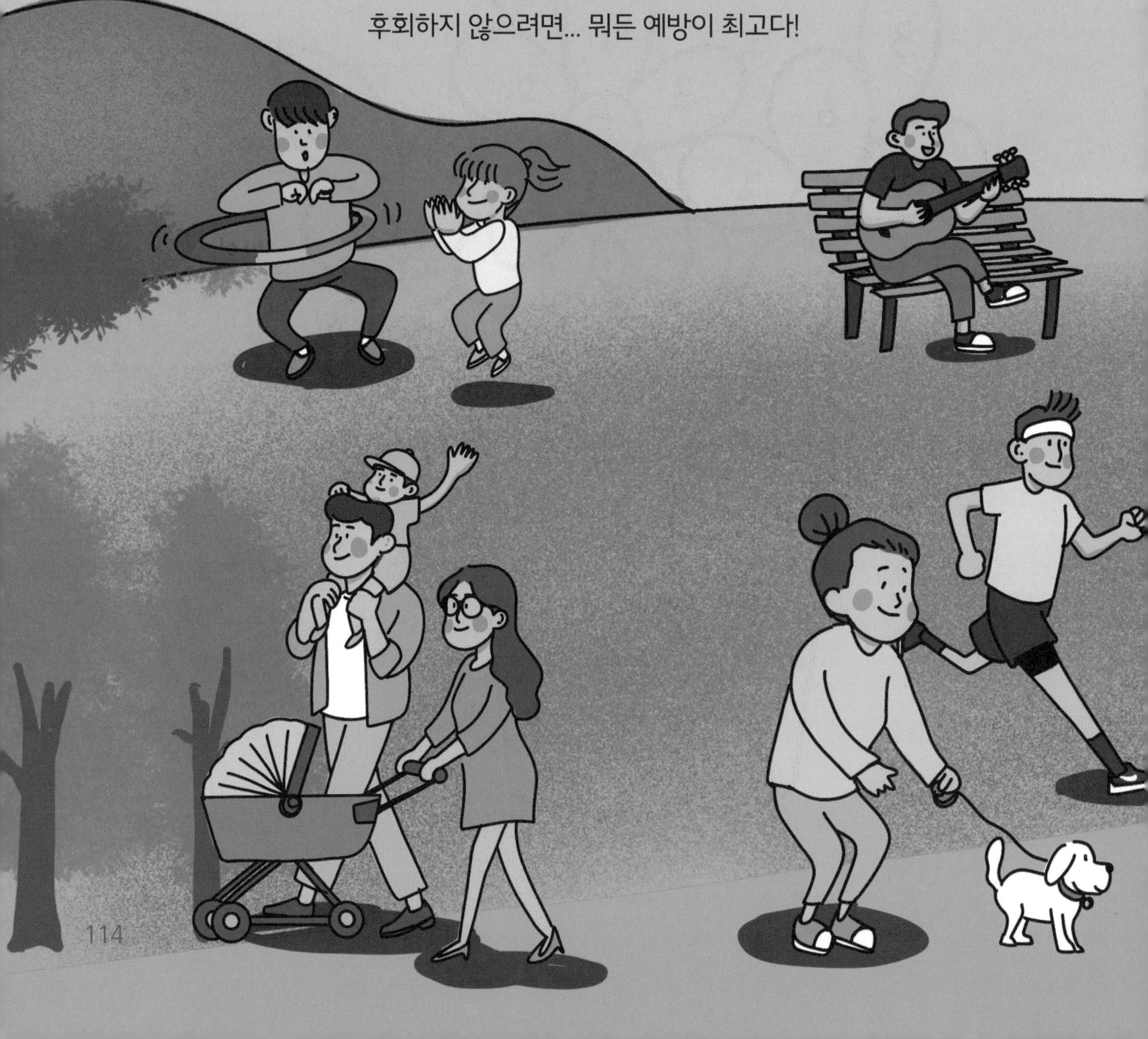

집중력

1. 그림을 보고 알맞은 답을 적어 보세요.

① 안경을 낀 사람은 몇 명인가요? ________ 명

② 노란색 신발을 신은 사람은 몇 명인가요? ________ 명

③ 두 발을 땅에 붙이고 있는 사람은 몇 명인가요? (조금이라도 닿아 있으면 인정)

________ 명

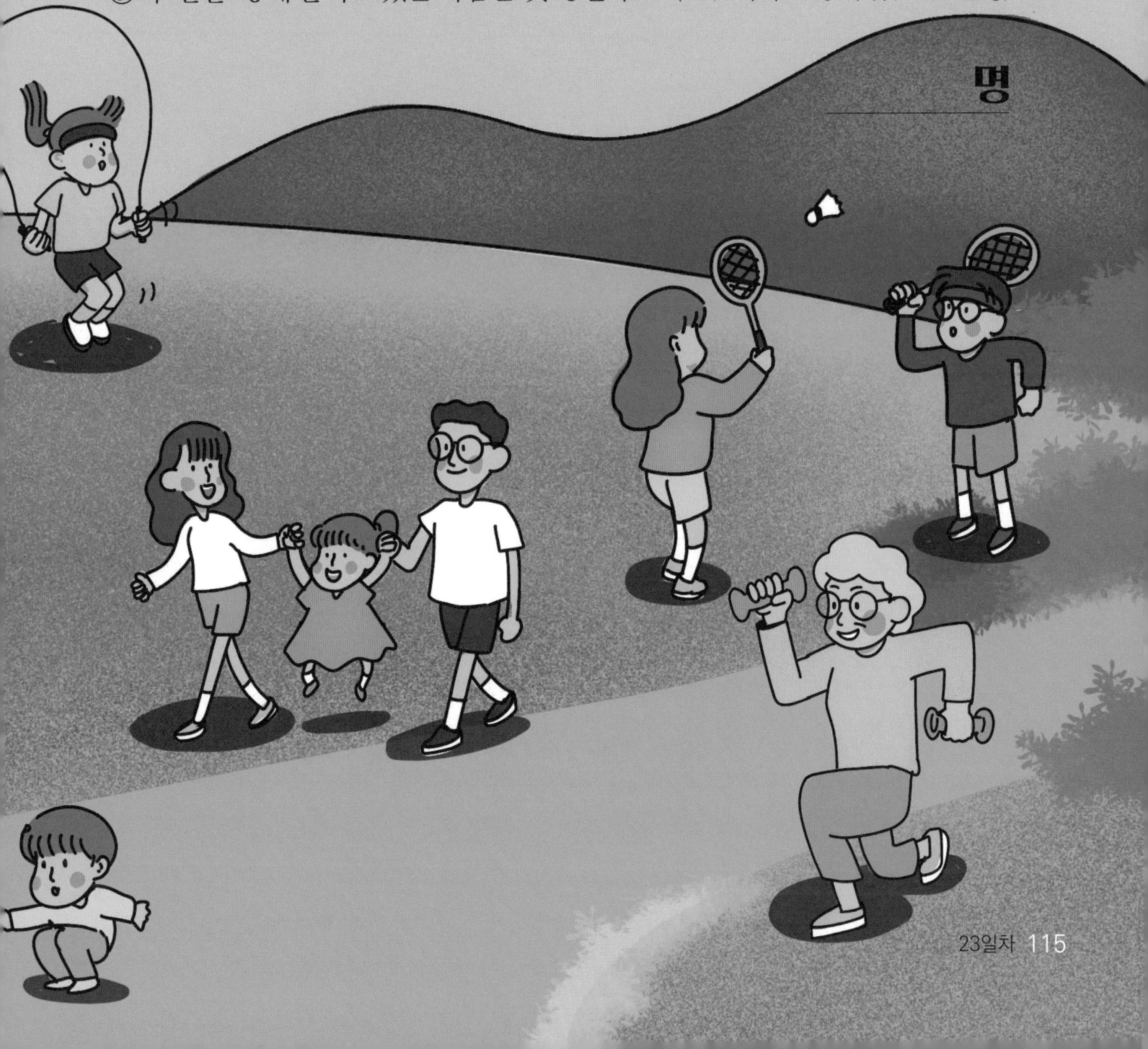

집중력

2. 초록 나뭇잎은 2개씩, 사과는 3개씩, 은행잎은 4개씩 묶어 동그라미로 표시해 보세요.

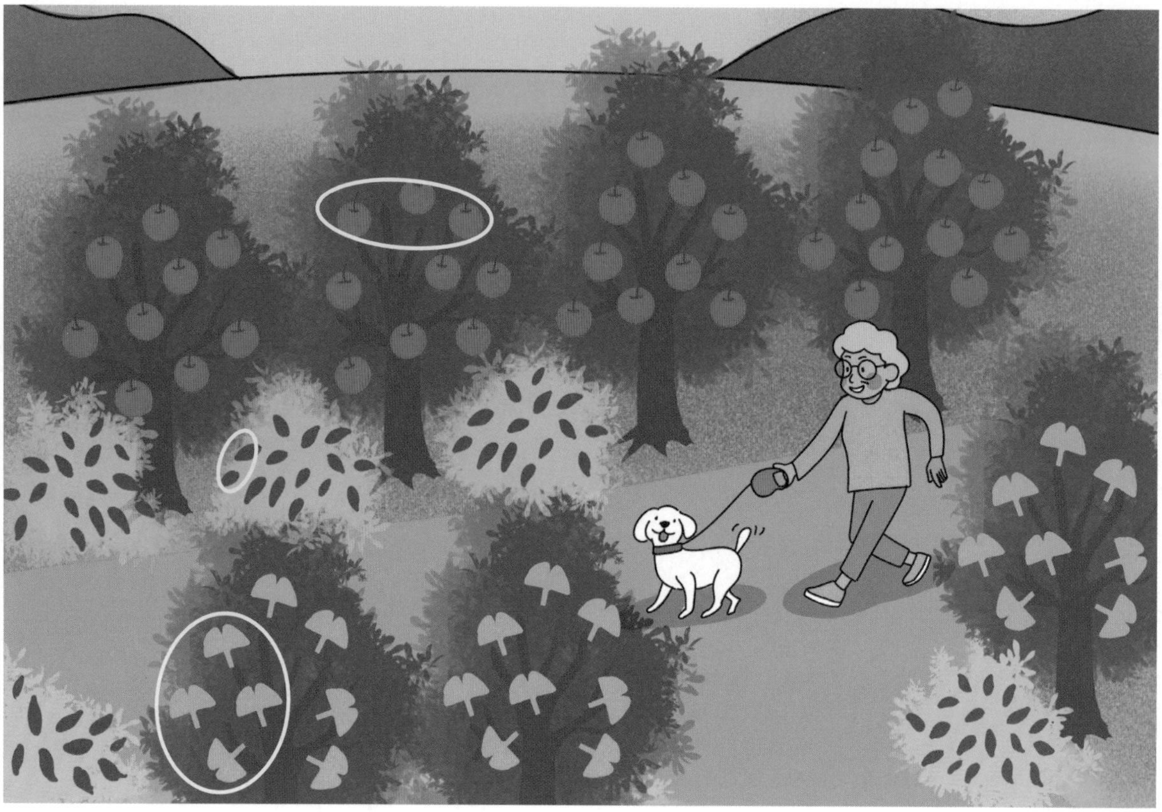

계산력

3. 위쪽 그림을 보고 다음 문제에 답해 보세요.

사과		은행잎		초록 나뭇잎		
개	+	개	+	개	=	개

기억력

4. 공을 사용하는 운동 종목(구기 종목)은 어떤 것들이 있나요? 생각나는 대로 최대한 많이 써보세요.

축구

그중에서 가장 가벼운 공을 사용하는 운동 종목은 무엇인가요?

기억력

5. 다음 질문에 알맞는 답을 써보세요.

① 제일 좋아하는 운동은 무엇인가요?

② 배워보고 싶은 운동은 무엇인가요?

③ 하루에 운동은 몇 분씩 하나요?

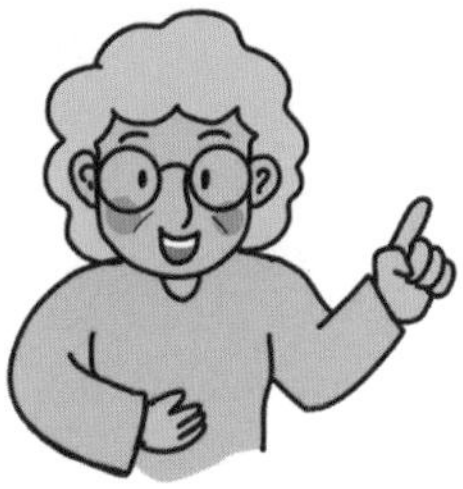

치매 예방에 좋은 운동

몸 이곳저곳을 꾸준히 자극해주면 뇌가 건강해져
치매 예방에 효과가 있어요. 반복하여 따라 해주세요.

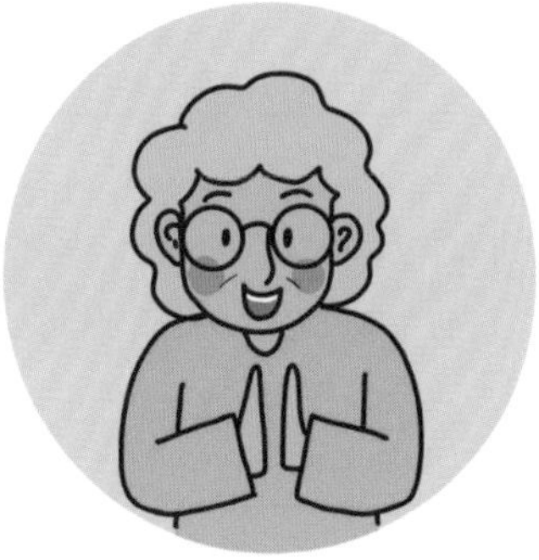

1. 세로 박수

양손을 맞대어
강하게 박수를 칩니다.

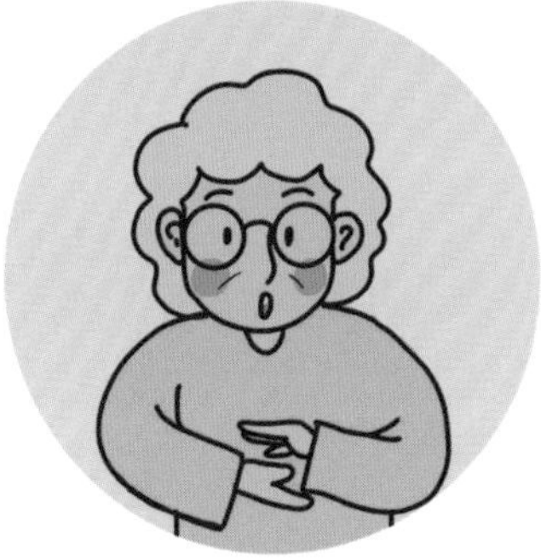

2. 가로 박수

양손이 수평이 되도록
눕혀 박수를 칩니다.

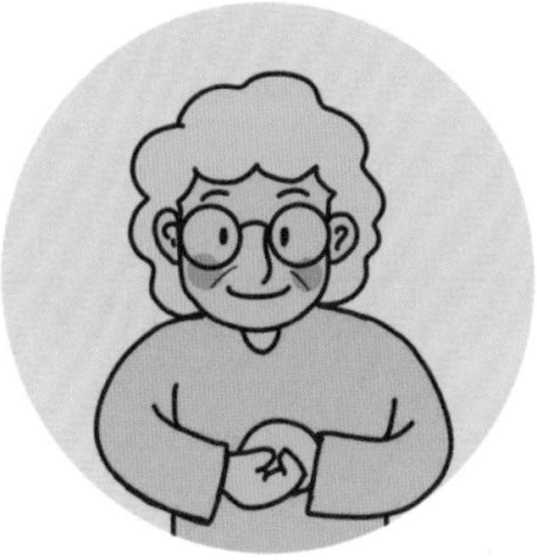

3. 가로 쥐기

양손을 수평으로 맞대어
손을 꼭 쥐여줍니다.

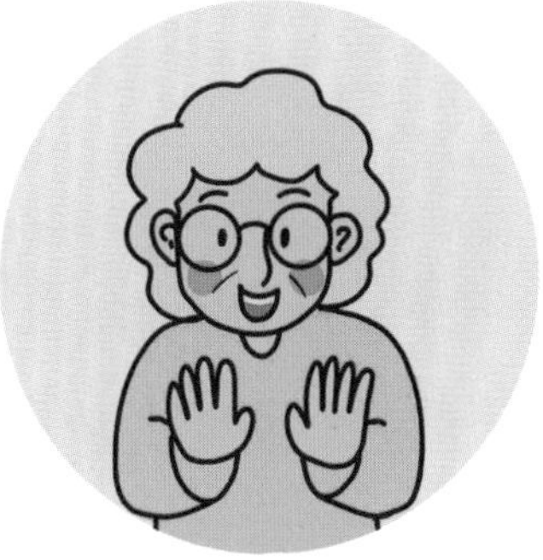

4. 양팔 앞으로 밀기

양팔을 가슴 앞에서 앞쪽으로 밀고
제자리로 돌아옵니다.

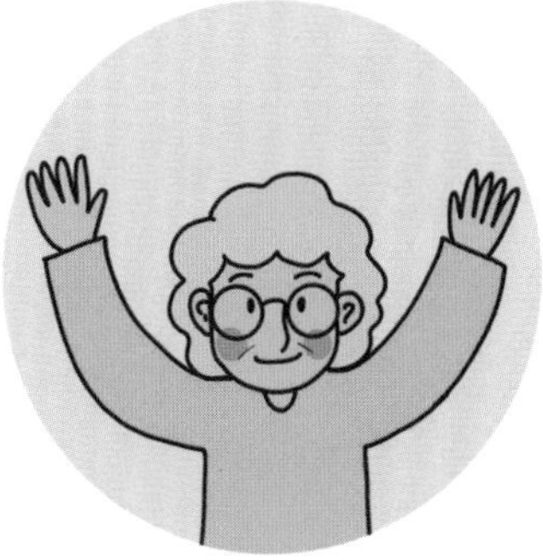

5. 양팔 위로 밀기

양팔을 위로 밀고
제자리로 돌아옵니다.

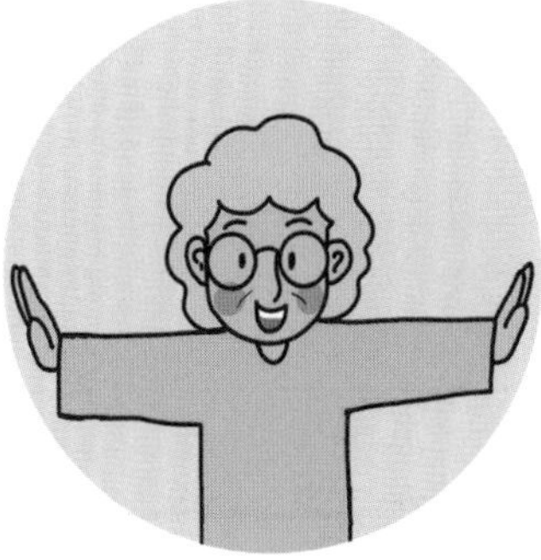

6. 양팔 옆으로 밀기

양팔을 좌우로 밀고
제자리로 돌아옵니다.

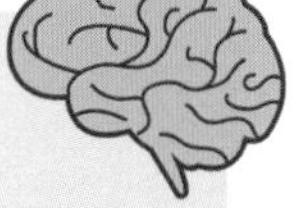

〈뇌가 튼튼해지는 이야기〉

기억력이 저하된 노인이 꾸준히 운동을 하면 뇌 기억 중추에 혈류량이
증가하면서 기억력이 좋아진다고 합니다.
특히 일주일에 3번 이상 걷기는 치매 예방에 도움을 줍니다.

24일차 강의

24일차

해외여행

오늘은 살다 살다 비행기 안에서 일기를 다 써본다. 친구들과 3박 4일 일정으로 가는 베트남 여행이다. 무슨 일기를 다 쓰냐고 친구들이 옆에서 놀린다. 얘들아~ 우리 나이엔 자꾸 뇌에 자극을 줘야 된단다. 솔직히 영감이랑 여행 가는 것보다 훨씬 더 설렌다. 호호 단체관광에 끼어 가는 거라 잘 따라다녀야 할 텐데... 내 무릎아, 잘 부탁한다!!!

사고력

1. 가보고 싶은 나라를 적어보세요. 이유는 무엇인가요?

예시) 뉴질랜드 : 겨울에 따뜻한 곳에서 쉬고 싶다.

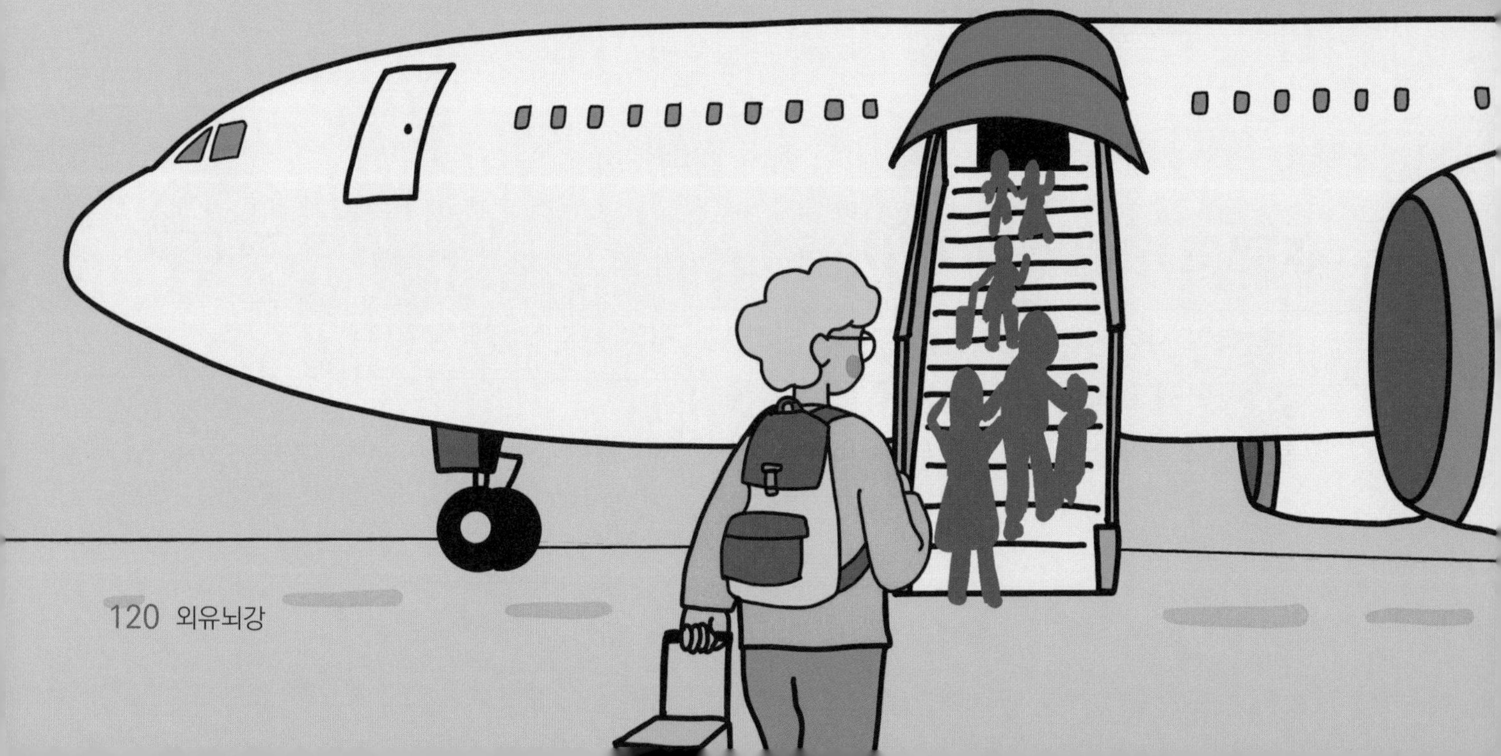

집중력

2. 출국장에 왔습니다. 반입 금지 물품이 숨겨져 있네요. 치약, 콜라, 라이터, 부엌칼, 야구 방망이를 찾아보세요. (액체류 100ml 이하, 1개의 라이터는 반입 가능)

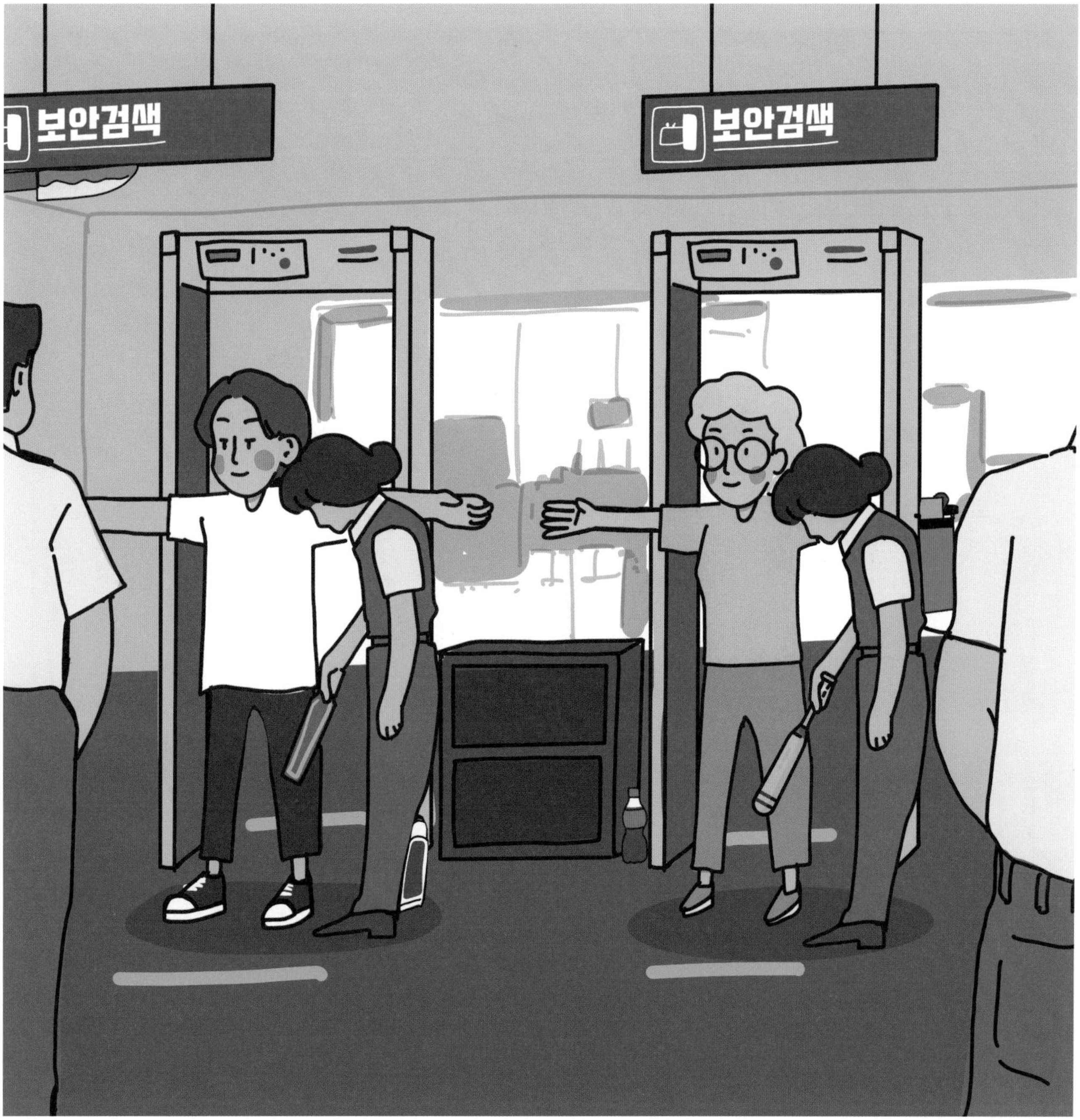

집중력

3. 다음 나라를 찾아서 동그라미 쳐보세요.

짐바브웨, 케냐, 마다가스카르, 시에라리온, 남아프리카 공화국, 수단, 앙골라, 중앙아프리카

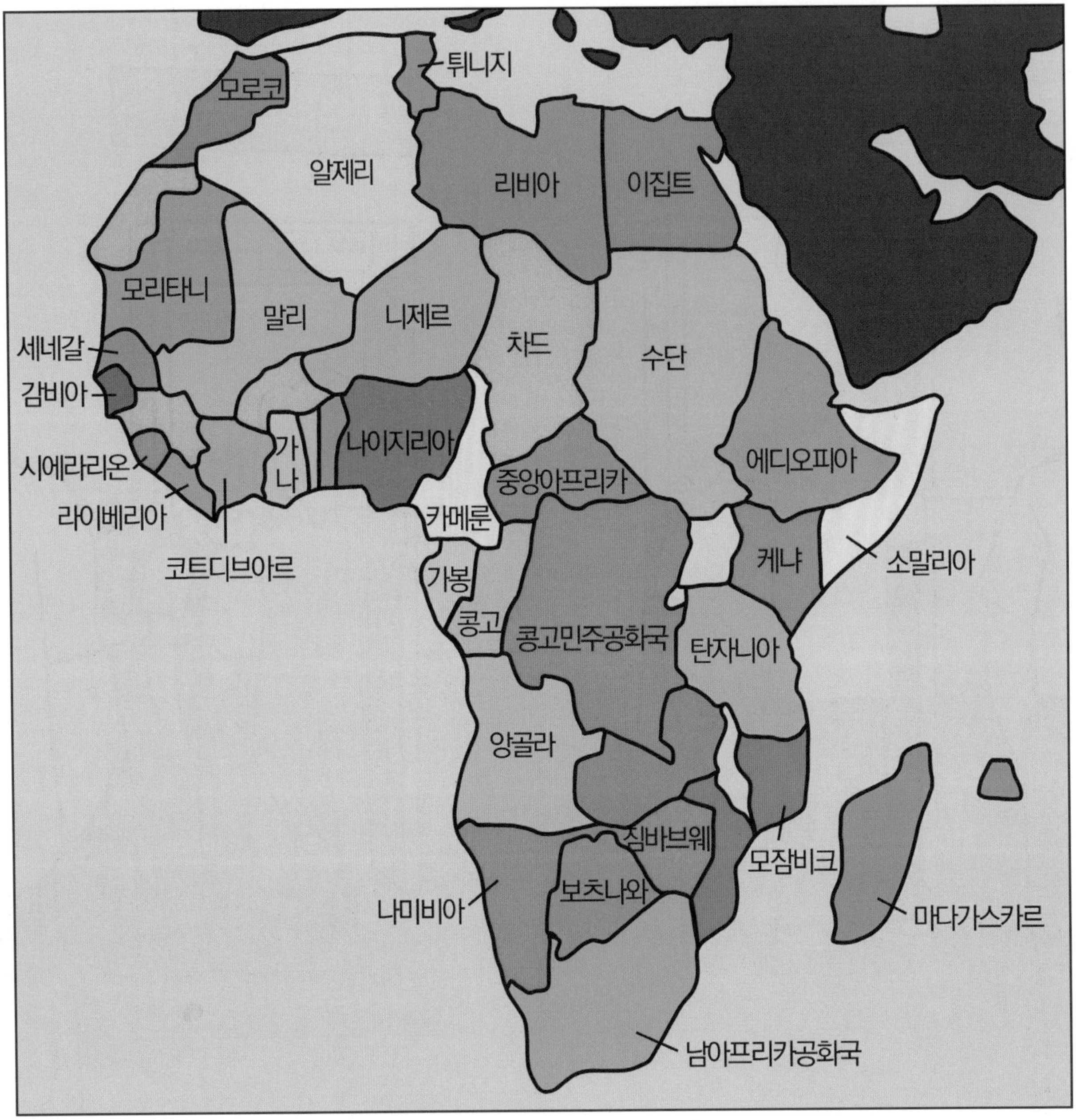

언어력

4. 초성을 보고 나라 이름을 맞혀보세요.

ㄹ	ㅅ	ㅇ			
ㅍ	ㄹ	ㅍ			
ㅂ	ㄹ	ㅈ			
ㅁ	ㅅ	ㅋ			
ㅇ	ㄷ				

ㅂ	ㅌ	ㄴ			
ㅇ	ㅈ	ㅌ			
ㅅ	ㅍ	ㅇ			
ㅍ	ㄹ	ㅅ			

ㄴ	ㅈ	ㄹ	ㄷ				

계산력

5. OK 할머니는 친구들과 베트남 다낭으로 해외여행을 가려고 합니다. 그런데 항공사 사정으로 47분 연착되었습니다. OK 할머니는 언제 베트남 다낭에 도착할까요?

OK 항공 스케줄		
출발		도착
서울/인천	→	베트남/다낭
11:08분 출발		13:28분 도착

____

25일차 강의

25일차

두뇌 집중의 힘 9

다양한 나라의 국기를 따라 그리고 색칠해 보겠습니다.

그림 그리기, 색칠하기 등 소근육을 이용하는 활동은 치매 예방에 좋습니다.

베트남 국기 그리기

베트남

Vietnam

- 수도 : 하노이
- 언어 : 베트남어

대한민국 국기 색칠하기

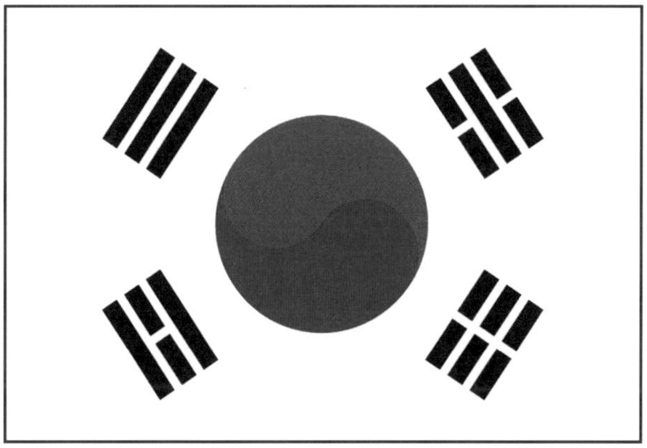

대한민국

Korea

- 수도 : 서울
- 언어 : 한국어

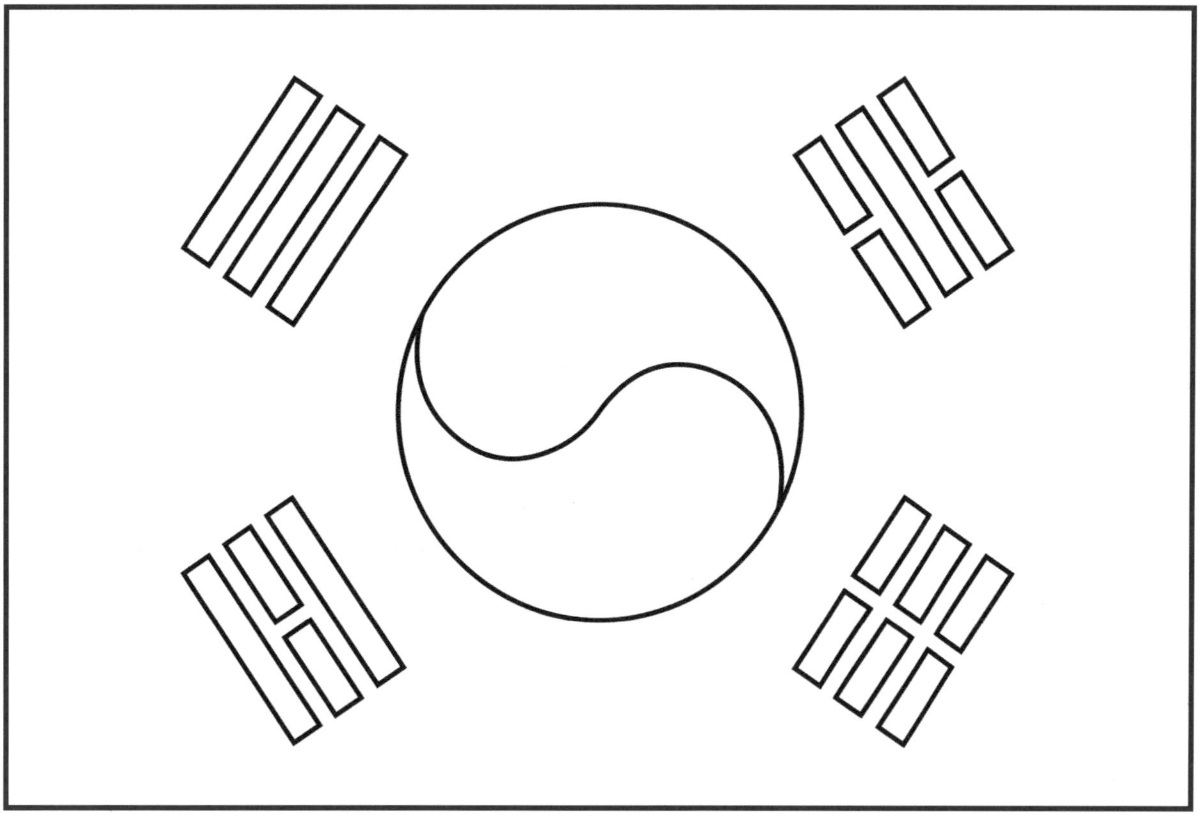

가나 국기 색칠하기

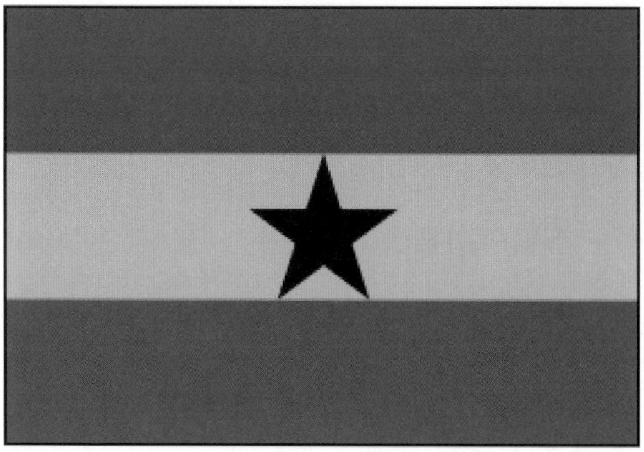

가나
Ghana

- 수도 : 아크라
- 언어 : 영어, 토착어

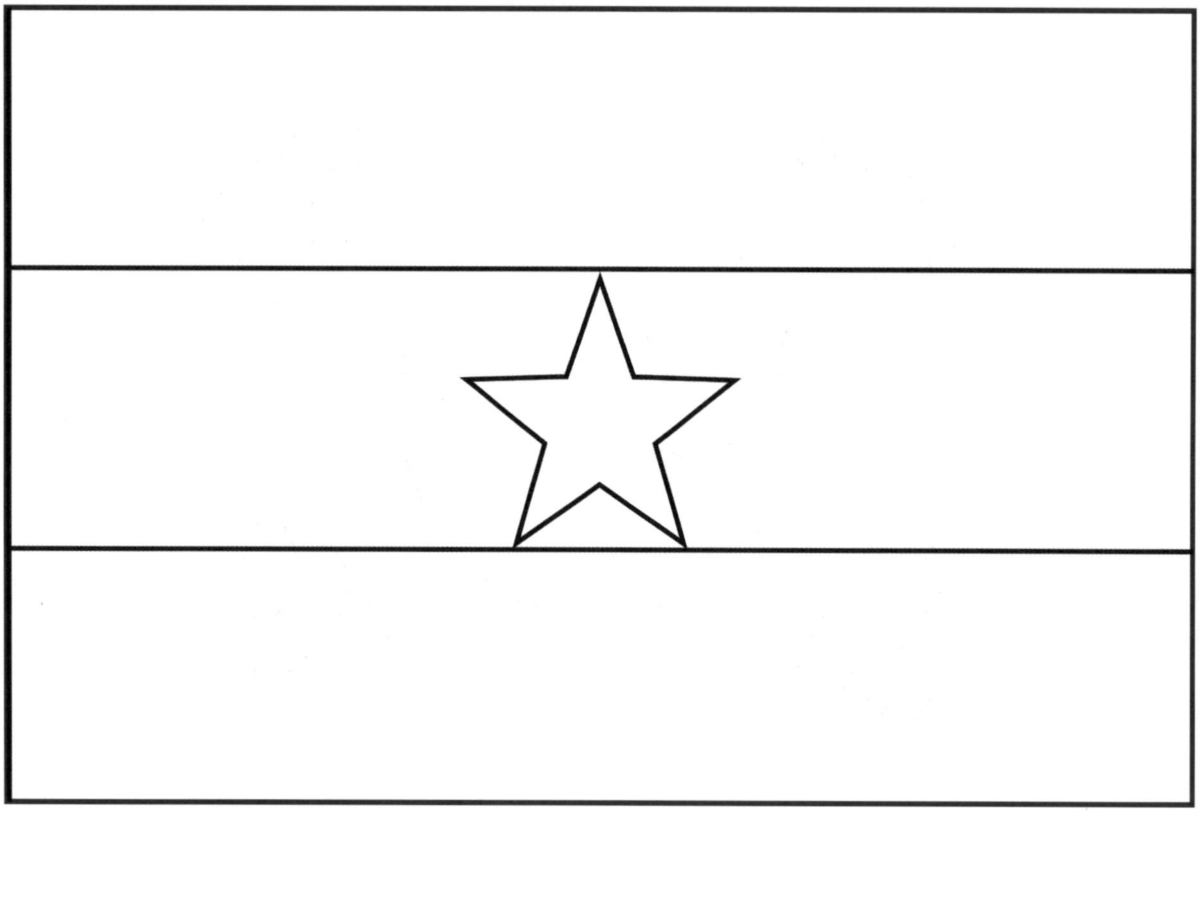

영국 국기 색칠하기

영국

United Kingdom

- 수도 : 런던
- 언어 : 영어

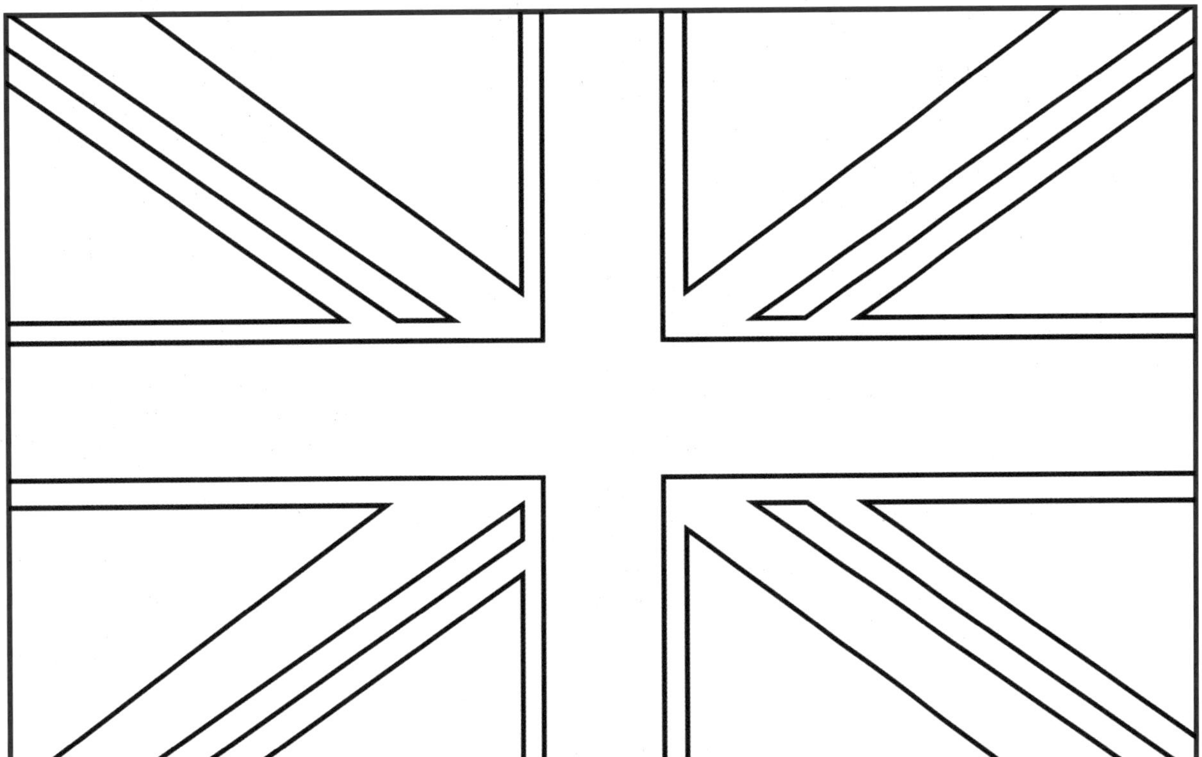

26일차 강의

26일차

민족의 대명절, 설날

오늘은 설날이라 가족들이 다 모였다.

며칠 전부터 은행에 가서 바꿔둔 빳빳한 새 돈으로 아이들에게 세뱃돈도 주고,

편먹고 윷놀이도 하고, 맛있는 음식으로 애들 실컷 먹이고 즐거운 하루였다.

하루 종일 북적거리다가 애들 가고 나니까 우리 부부만 덩그러니...

집이 적막강산이다.

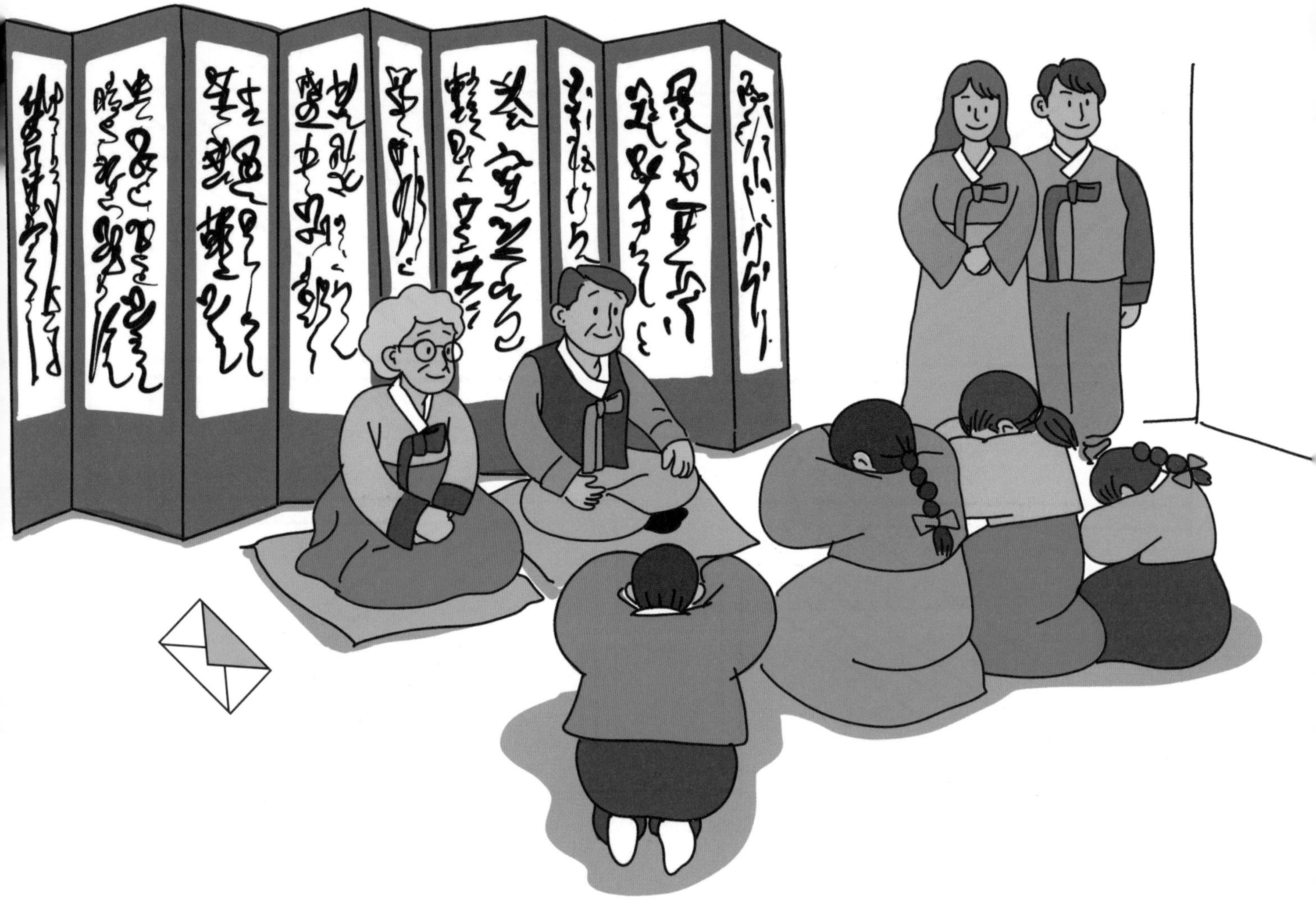

판단력

1. 아래 윷판을 참고해, 문제를 풀어보세요.

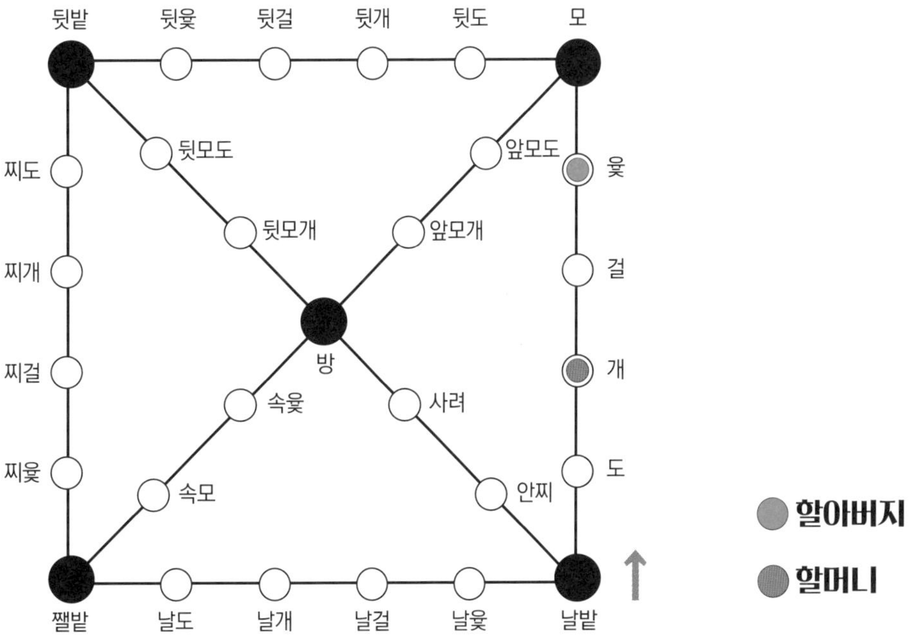

① 할머니는 현재 '개'의 위치에서 '모'와 '도'를 던졌습니다. 윷말을 어디로 옮겨야 할까요?

____

② 할아버지는 현재 '윷'의 위치에서 '윷'과 '개'를 던졌습니다. 윷말을 어디로 옮겨야 할까요?

____

③ 할머니는 현재 '뒷도'의 위치에서 '윷' 2번과 '도' 1번을 던져 앞서가던 할아버지를 잡았습니다. 할아버지는 어디에 있었을까요? (나온 순서대로 움직여야 합니다.)

____

시공간력

2. 아래 한복의 반쪽을 그려보세요.

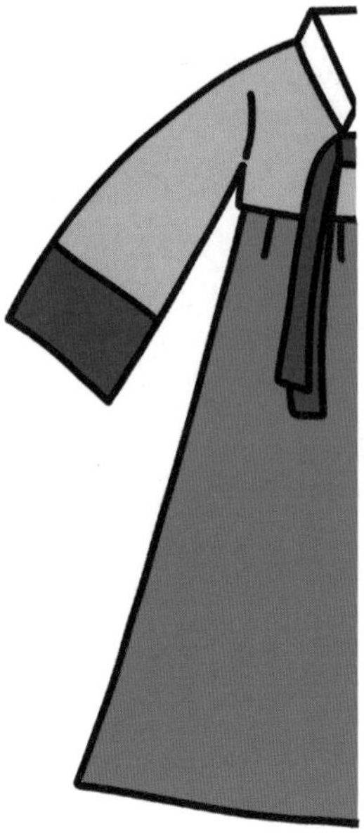

판단력

3. 그림을 보고 빈칸에 알맞은 전통놀이를 적어보세요.

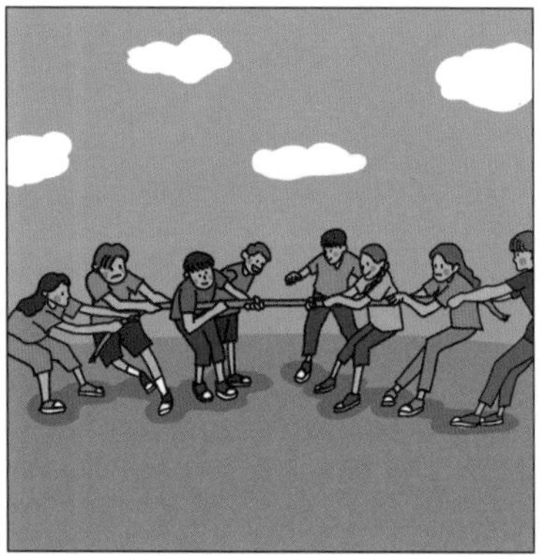

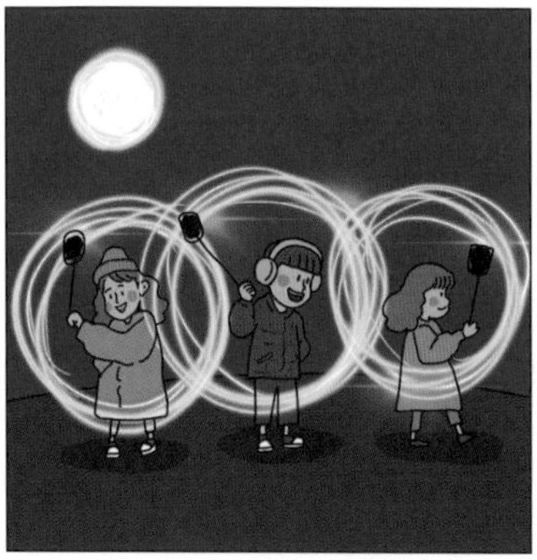

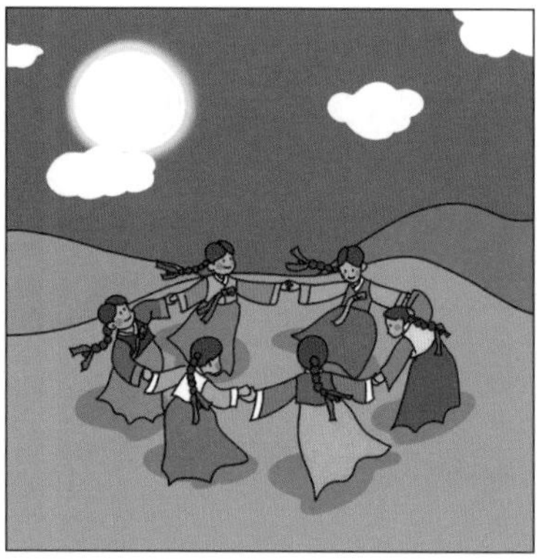

언어력

4. 각 그림의 첫 글자를 따서, 한복과 관련 있는 단어를 완성해 보세요.

① 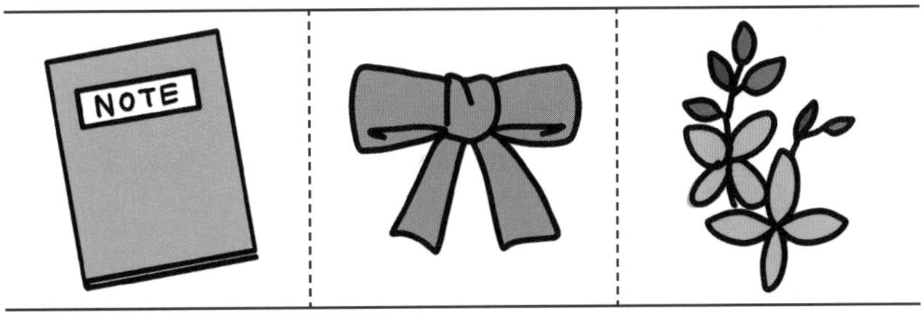

노리개

② 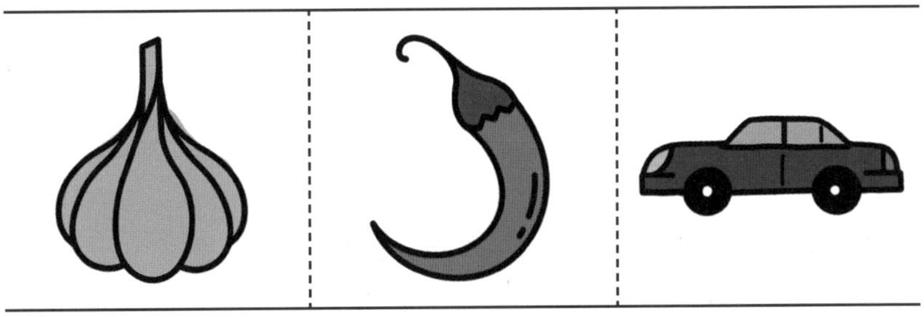

③ 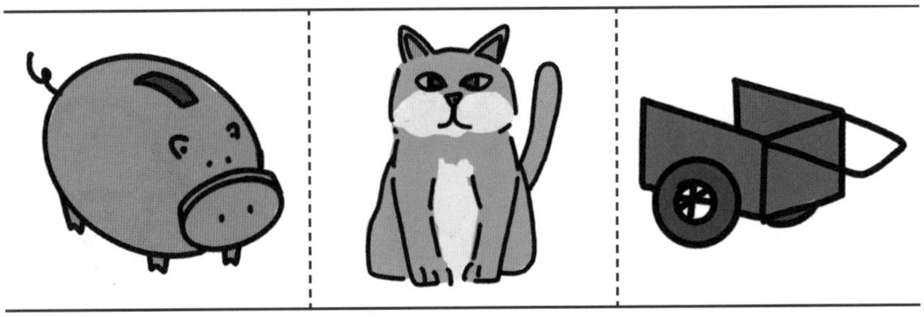

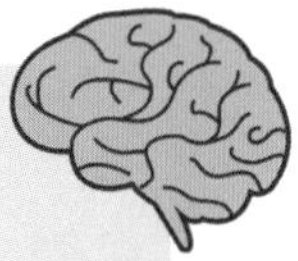

〈뇌가 튼튼해지는 이야기〉

윷놀이처럼 여럿이 즐기는 놀이는 즐거움과 더불어 두뇌 자극에 좋습니다.
이번 명절에는 가족과 함께 윷놀이를 해 보세요.

27일차 강의

27일차

두뇌 집중의 힘 10

12가지 띠를 기억해 동물을 그려보고
예시를 참고해서 화투패를 색칠해 보세요.

띠 그리기

우리 나라에는 12가지 띠(동물)가 있습니다.
빈 곳에 알맞은 동물을 그려보세요.

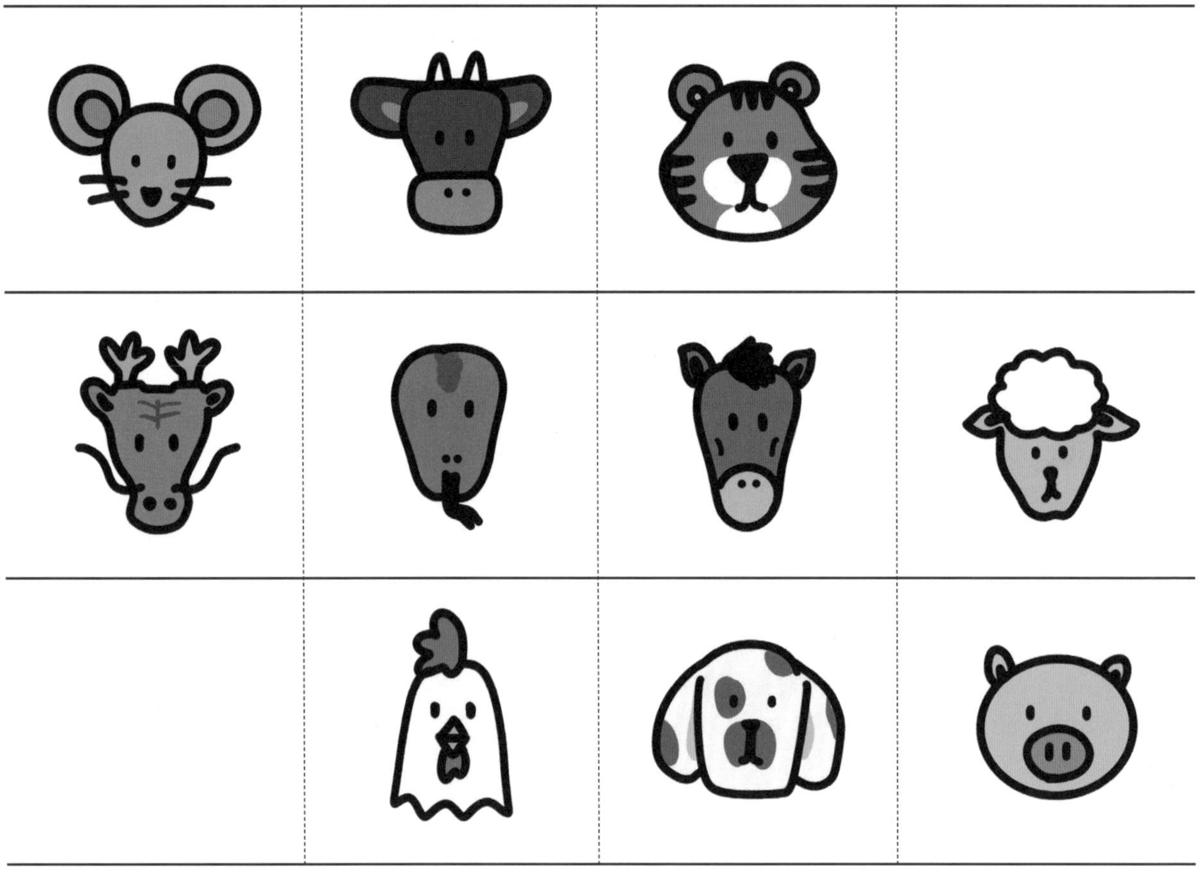

매화 색칠하기

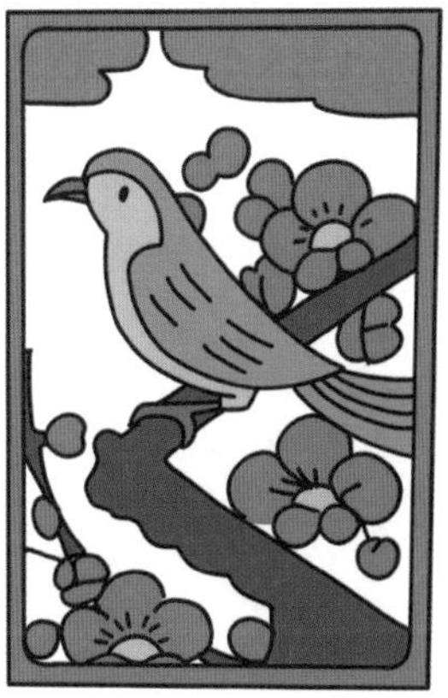

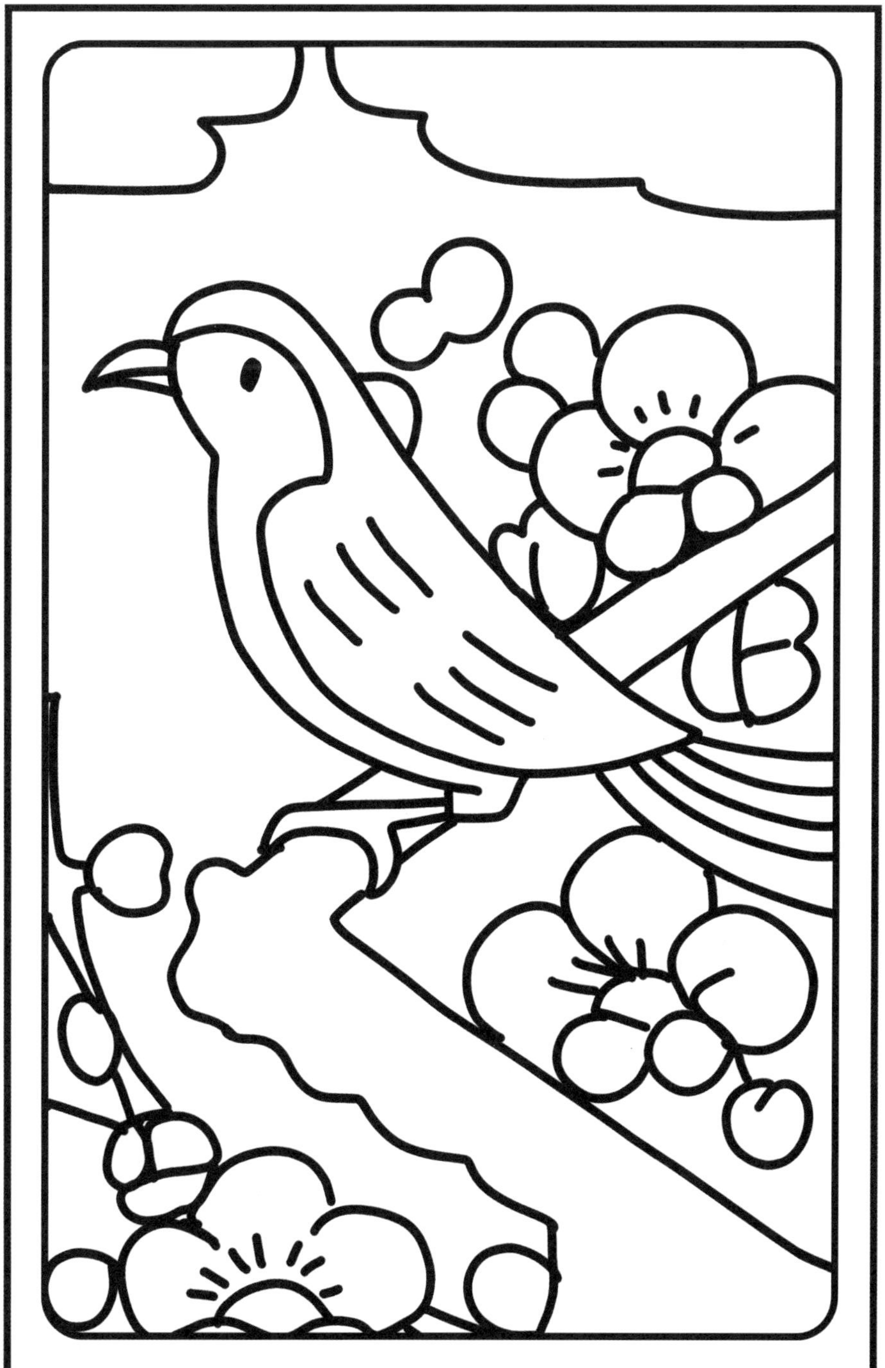

벚꽃 색칠하기

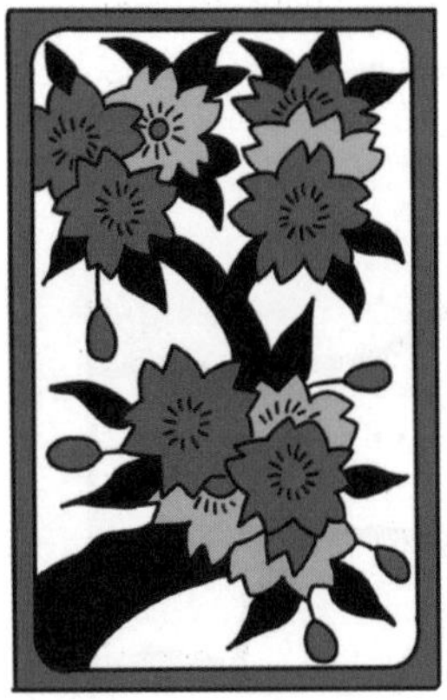

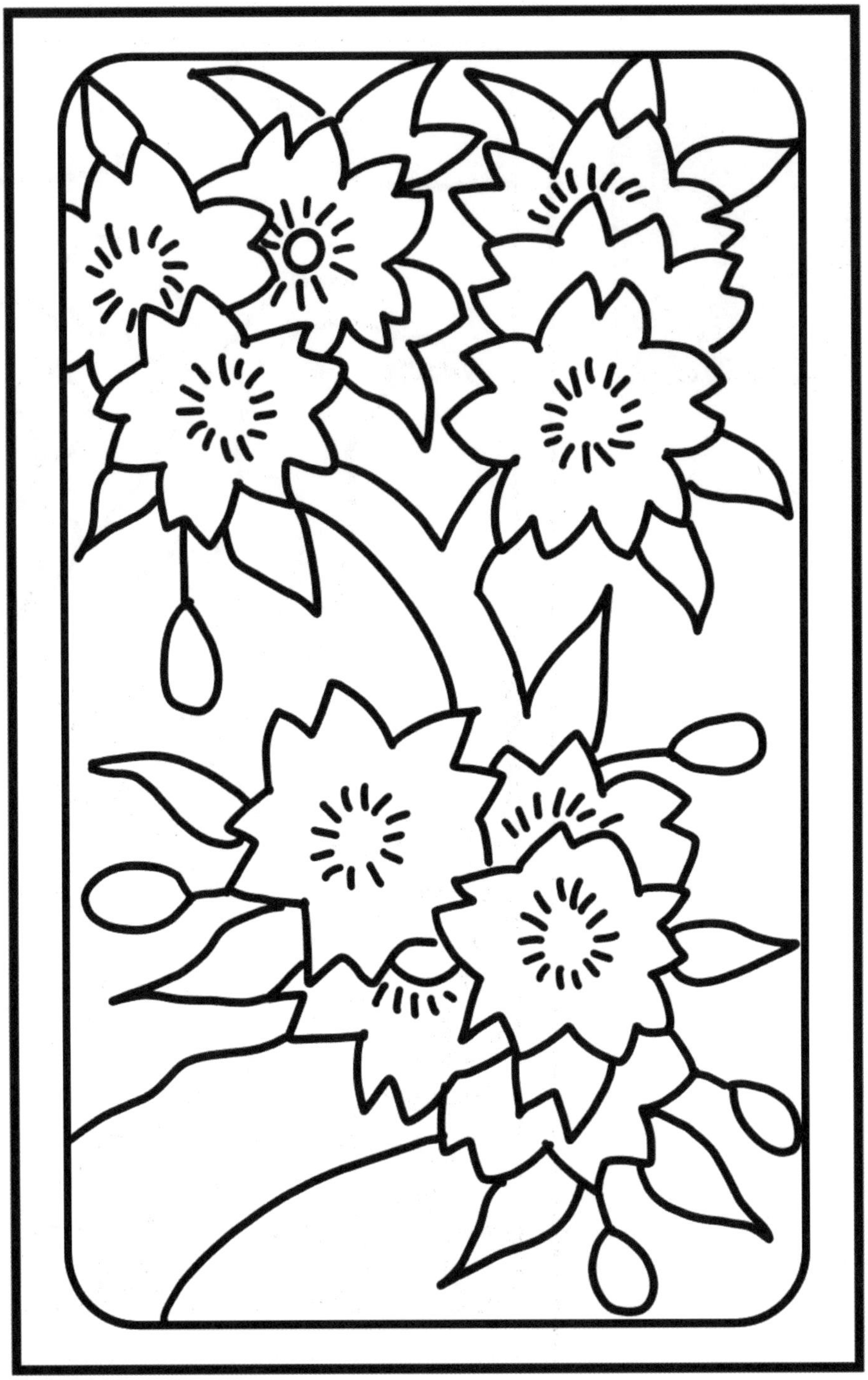

난초 색칠하기

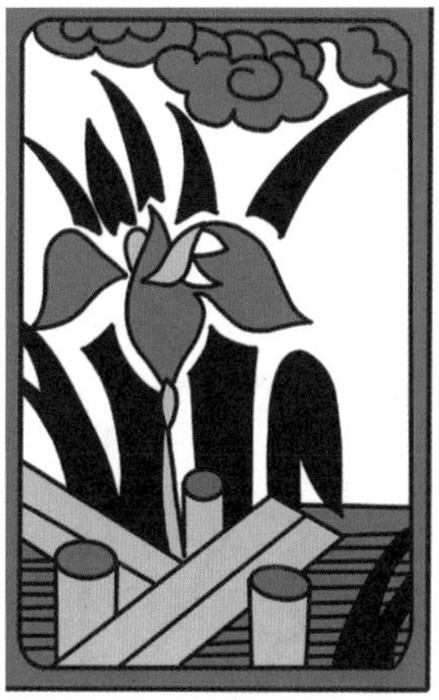

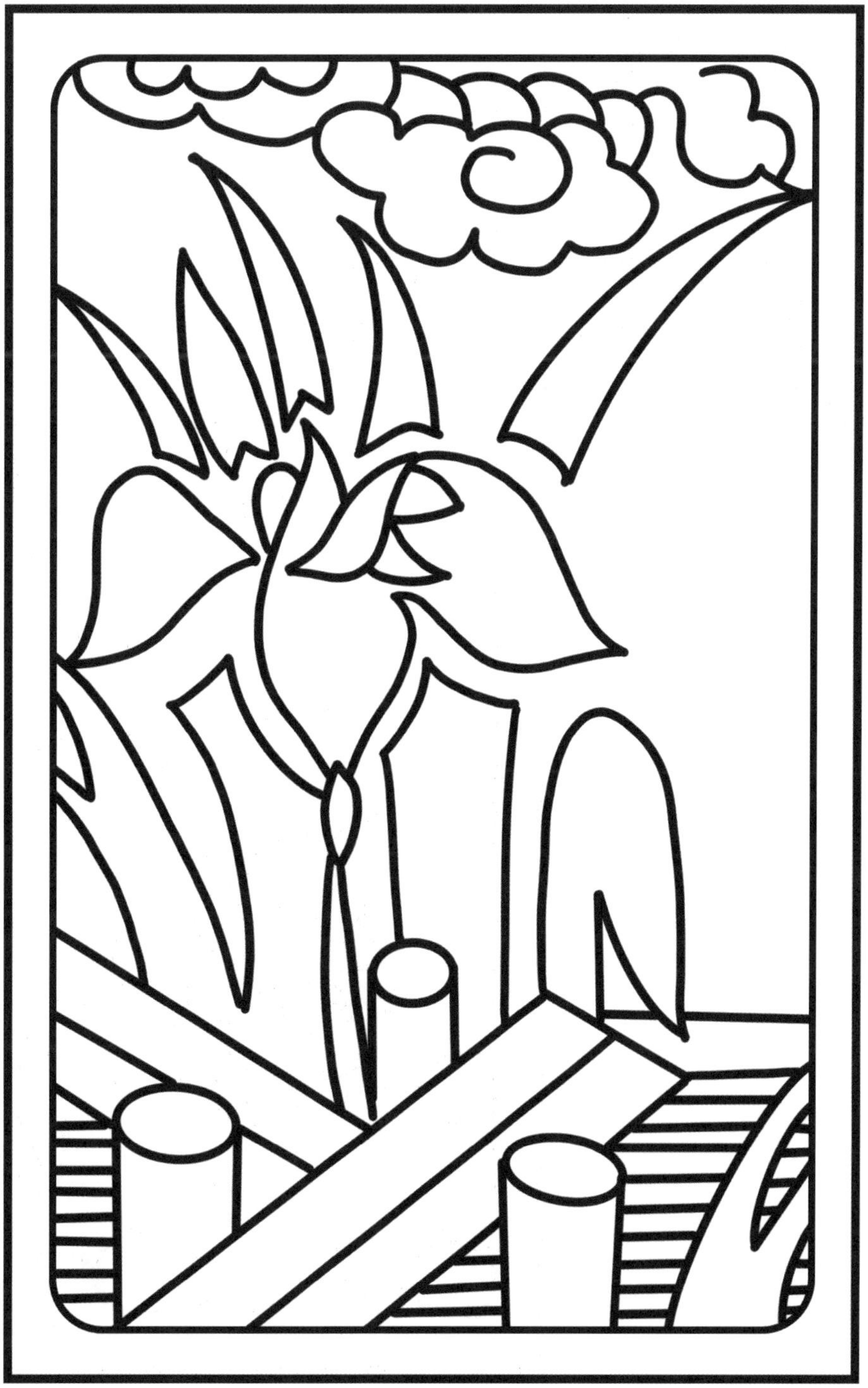

모란 색칠하기

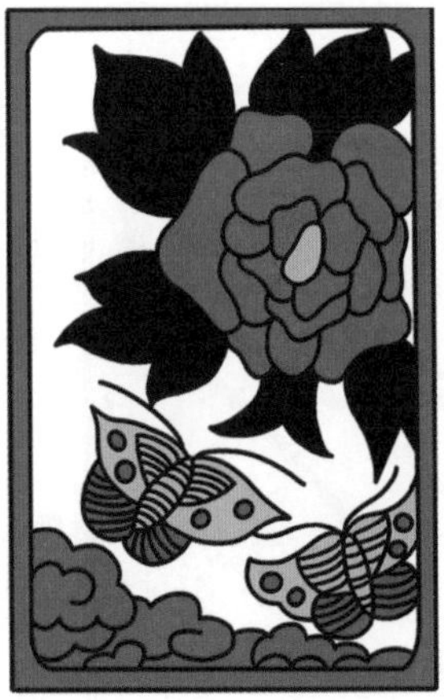

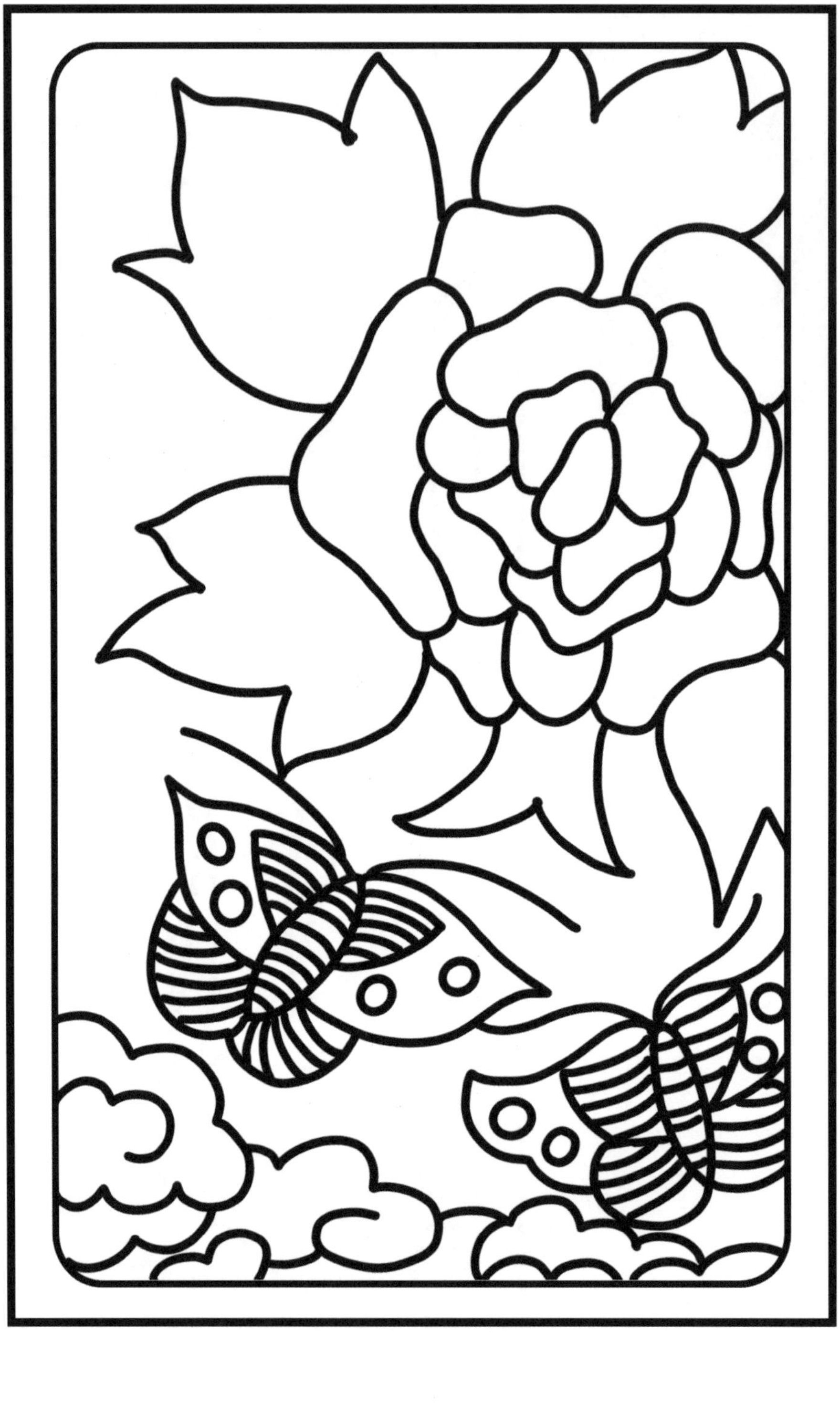

싸리 색칠하기

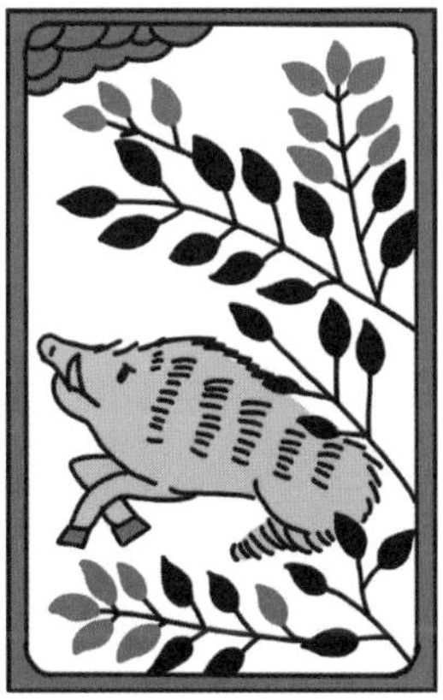

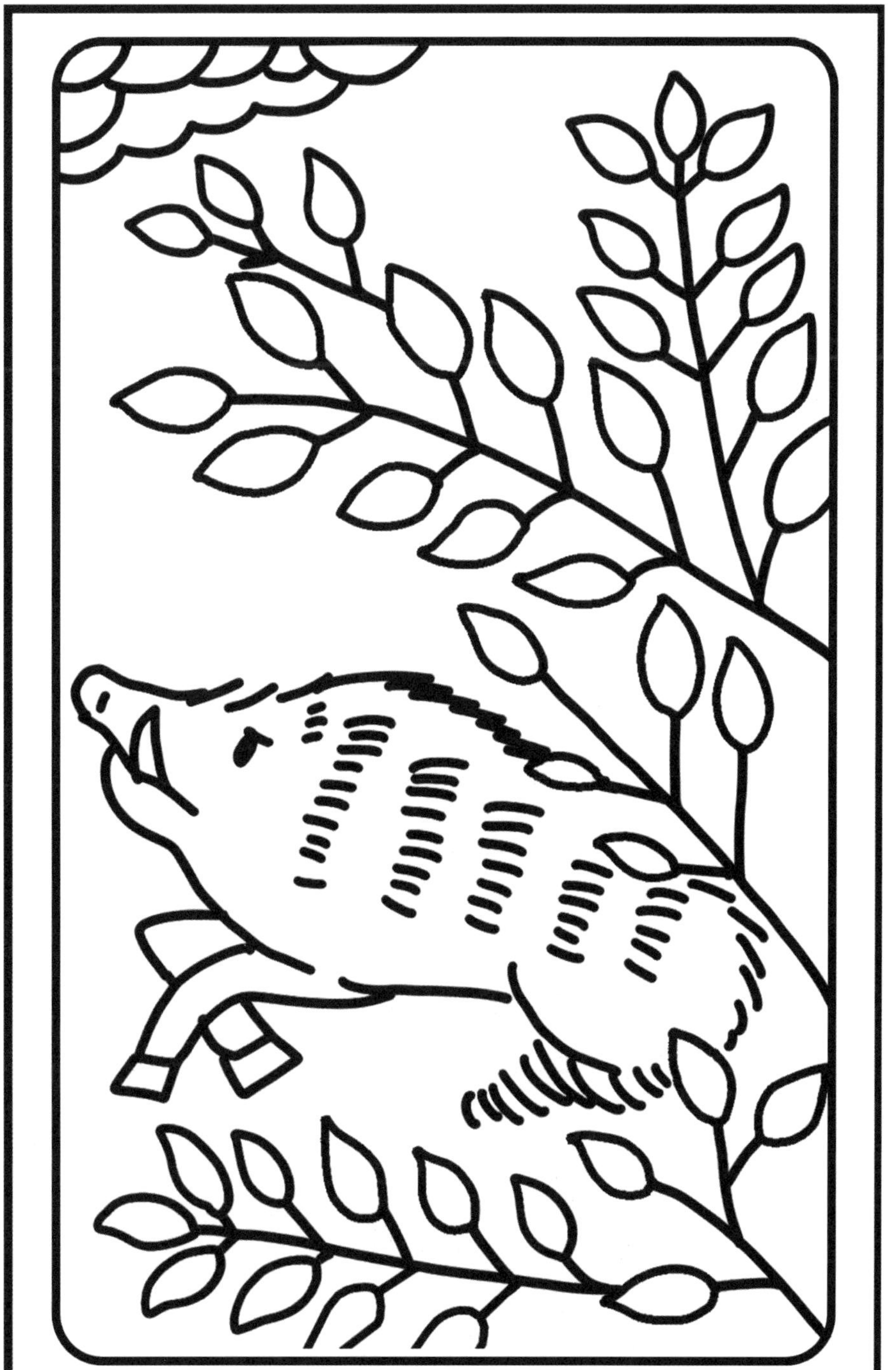

28일차 강의

28일차

치매 예방 교실 1

오늘은 복지관에서 목요일마다 열리는 치매 예방 교실에 참여했다.
나이 들어서 제일 무서운 건 아무래도 치매라
열심히 머리를 써야 하는데 뭐든 신경 쓰는 게 싫어지니 문제다.
기억은 점점 깜빡거리고 말도 입에서 맴돌기만 하고
이러다간 큰일 나겠다 싶어서 나눠 준 문제를 열심히 풀었다.
귀찮아도 뇌를 강하게 만드는 훈련이니 열심히 해보자! 할 수 있다! 외유뇌강!!

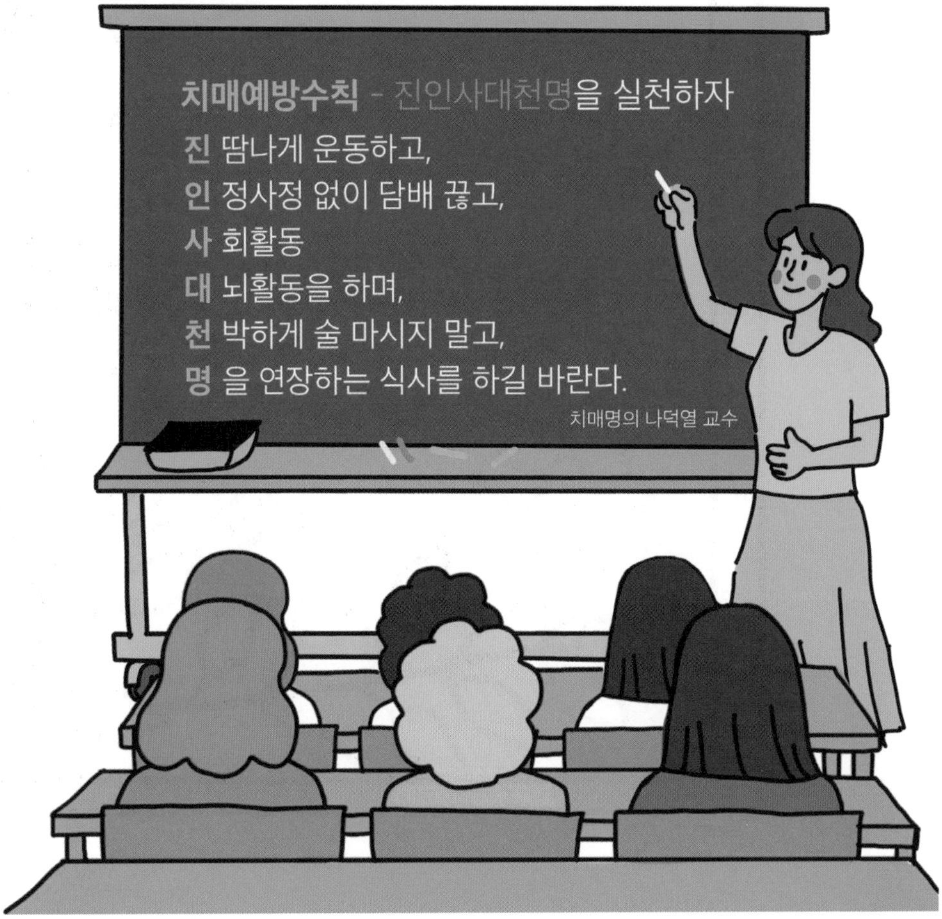

언어력

1. 제시된 초성을 이용하여 단어를 최대한 많이 만들어 보세요.

ㄱ	ㅅ

고생, 강사

ㄷ	ㅈ

단지, 도장

ㅇ	ㅅ

우산, 악수

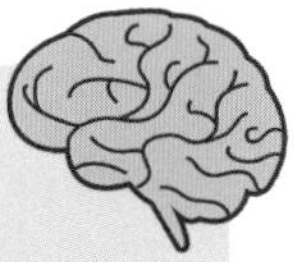

〈뇌가 튼튼해지는 이야기〉

지역 주민을 대상으로 진행하는 인지 훈련 프로그램에 참여해 보세요.

기억력

2. 빈칸에 알맞은 말을 넣어 속담을 완성해 보세요.

① ________ 에 옷 젖는 줄 모른다.

② ___ 대신 ___ .

③ ________ 무서워서 ___ 못 담글까.

④ 아닌 밤중에 ________ .

⑤ ________ 망신은 ________ 가 시킨다.

⑥ ㅅ ㅂ의 피 → 새발의 피

⑦ ㅇ ㅂ에 ㄱ ㅊ → ________

⑧ ㅌ ㄲ 모아 ㅌ ㅅ → ________

⑨ ㅅ ㅂ 겉 ㅎ ㄱ → ________

⑩ ㅊ ㄹ ㄱ ㄷ 한 ㄱ ㅇ부터 → ________

⑪ ㅂ없는 ㅁ ㅇ ㅊ ㄹ 간다. → ________

시공간력

3. 나머지 반쪽을 그려 그림을 완성해 보세요.

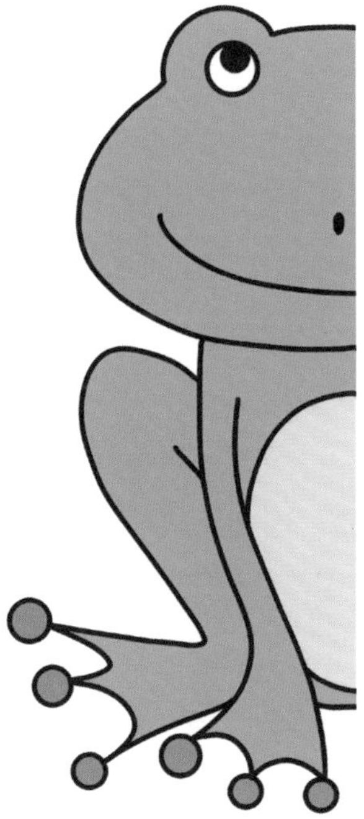

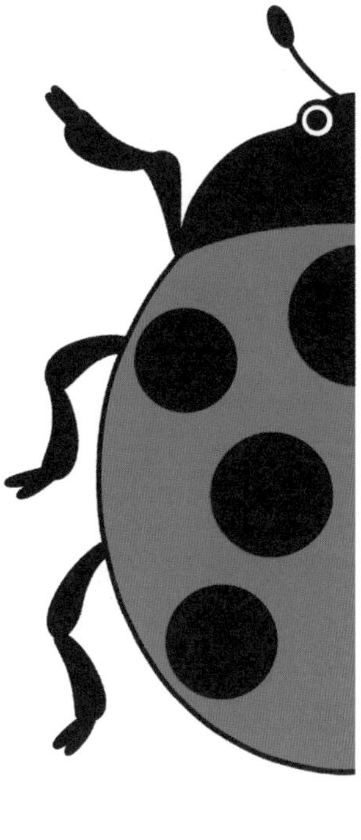

판단력

4. 예시와 설명을 참고하여 2, 3. 5, 7 숫자로 빈칸을 채워보세요.

1	2	3	4
4	1	2	3
2	3	4	1
3	4	1	2

가로줄, 세로줄에 4개의 숫자를
겹치지 않게 넣어야 합니다.

7	5	3	
	2		
2		5	
	3		7

집중력

5. 치매예방수칙을 따라 읽으며 써봅시다.

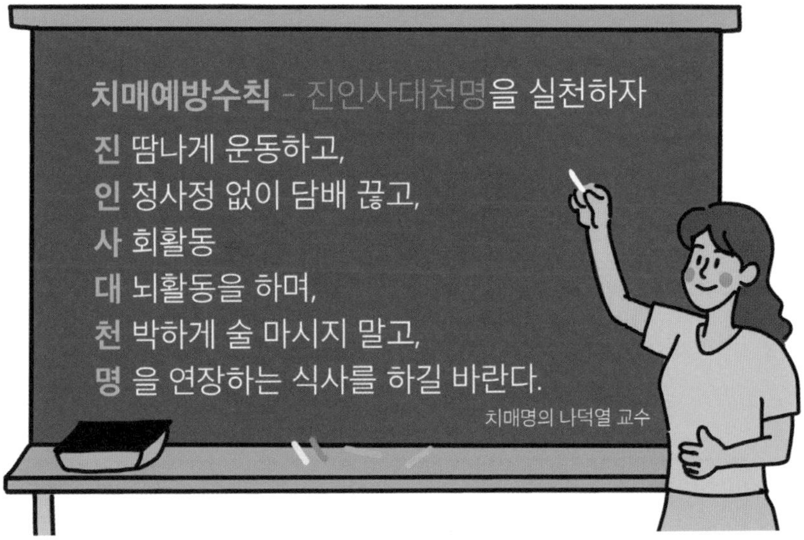

진

인

사

대

천

명

29일차 강의

29일차

치매 예방 교실 2

다음 주 목요일에는 치매 예방 교실 친구들과 꽃놀이를 가기로 했다.
꽃놀이라니, 벌써 기대된다. 무슨 옷을 입고 가야 할까?

기억력

1. 치매 예방 교실 회원들을 위한 꽃놀이 관광 안내문입니다. 잘 기억해 뒀다가 뒷장 문제를 풀어보세요.

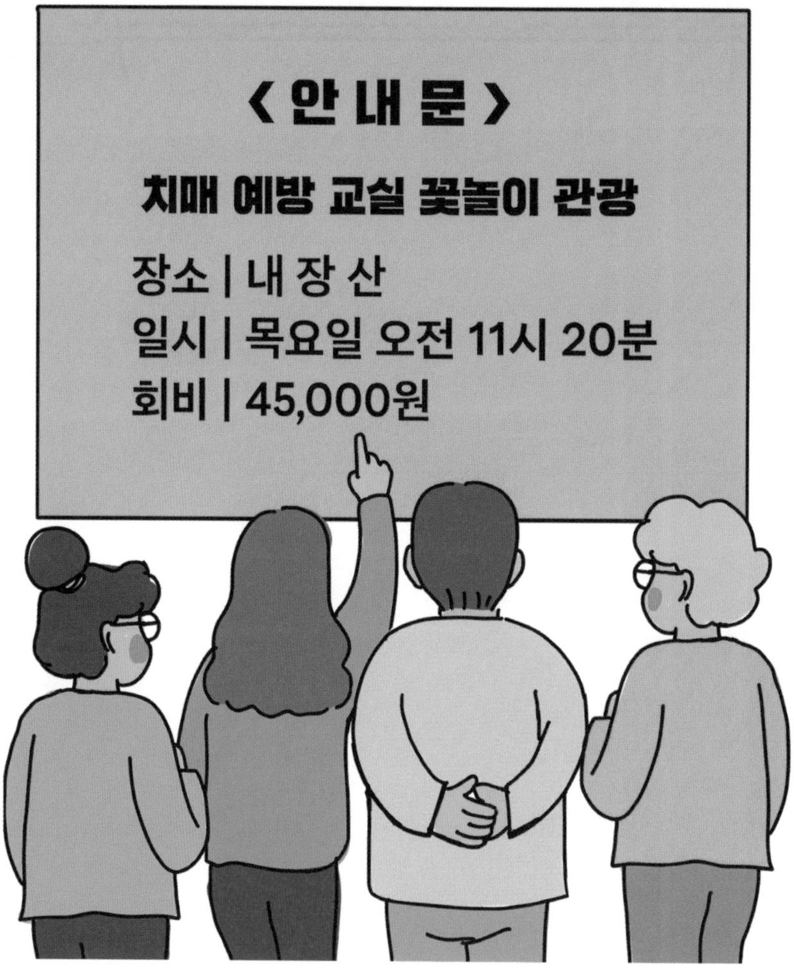

기억력

2. 나와 가족들의 이름과 생년월일을 써보세요.

나

가족 막내딸 전혜진 1993년 1월 8일

언어력

3. 네 글자 단어를 생각나는 대로 적어보세요.

아프리카, 몽당연필

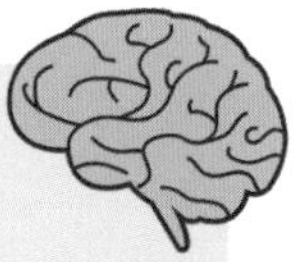

〈뇌가 튼튼해지는 이야기〉

퀴즈 풀기, 학습 활동 같은 활발한 두뇌 활동은 치매 발병을 늦춥니다.

기억력

4. 앞장의 꽃놀이 관광 안내문을 기억해서, 빈칸을 채워보세요.

〈 안 내 문 〉

치매 예방 교실 꽃놀이 관광

장소 | ______

일시 | 목요일 오전 ______

회비 | ______원

언어력

5. 초성을 참고하여 빈칸에 알맞은 단어를 적어보세요.

1) 리리 리자로 끝나는 말은?

정어리	ㄱㅅ리	ㅋㄷ리	ㅋㄲ리	소쿠리	ㅂㅇ리

2) 미미 미자로 끝나는 말은?

가자미	ㄷㄹㅁ	동치미	ㅅㅅ미	ㅇㅈ미	진ㅅ미

집중력

6. 아래 문장들을 최대한 빠르고 정확하게 따라 읽어 보세요. 가족들과 대결해도 좋습니다.

① 간장 공장 공장장은 강 공장장이고
된장 공장 공장장은 공 공장장이다.

② 작년에 온 솥장수는 새 솥장수이고
금년에 온 솥장수는 헌 솥장수이다.

③ 앞 집 팥죽은 붉은 팥 풋팥죽이고
뒷집 콩죽은 햇콩 단콩 콩죽,
우리집 깨죽은 검은깨 깨죽인데
사람들은 햇콩 단콩 콩죽 깨죽 죽먹기를 싫어하더라.

④ 내가 그린 기린 그림은 긴 기린 그림이고,
네가 그린 기린 그림은 안 긴 기린 그림이다.

⑤ 경찰청 쇠창살 외철창살, 검찰청 쇠창살 쌍철창살

30일차 강의

30일차

두뇌 집중의 힘 11

마지막 활동에서는 미로 찾기와
건강과 관련된 단어로 십자말 풀이를 해보겠습니다.

미로찾기

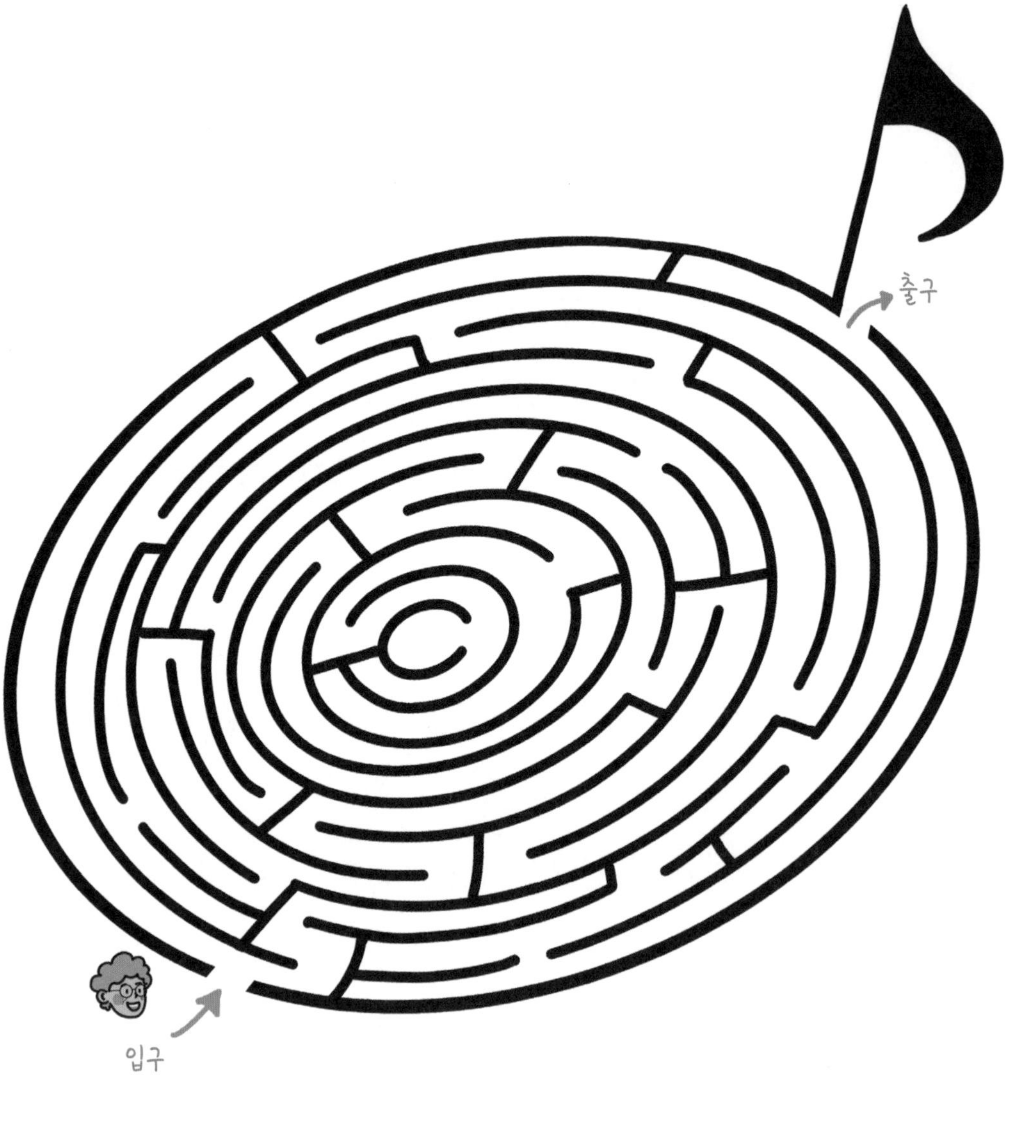

십자말 풀이

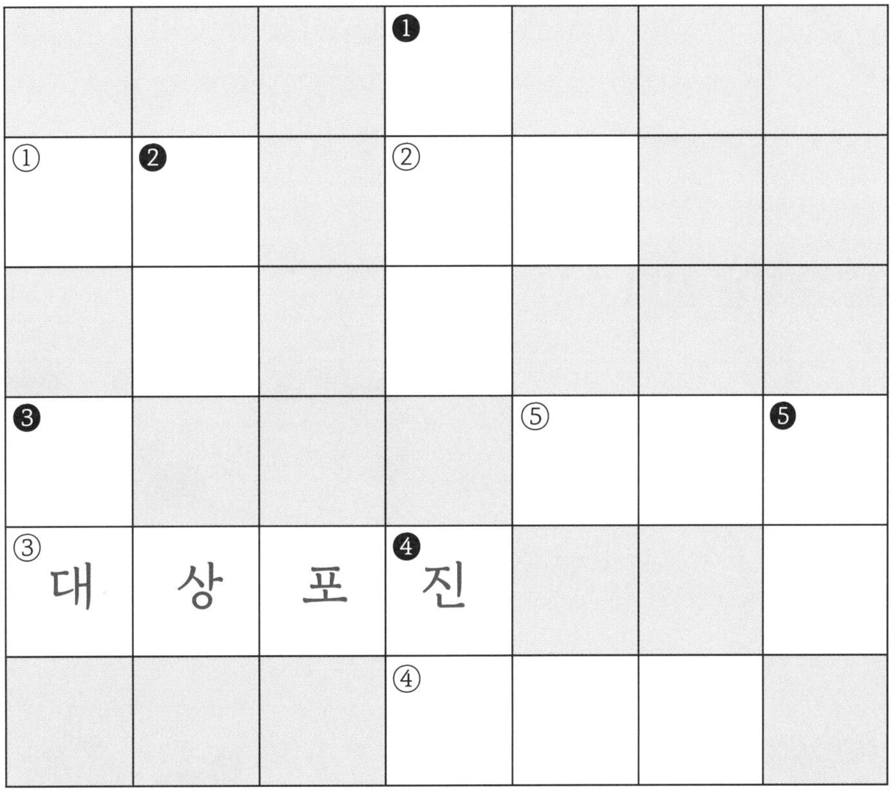

〈가로 퍼즐〉

① 세균으로 인해 이가 썩거나 상함

② 소변에 피가 섞여 나오는 병

③ 성인이 된 후 신체의 면역력이 약해지면 바이러스가 활성화되어 나타나는 질환

④ 무엇에 스치거나 문질러서 살갗이 벗겨진 상처

⑤ 병원이나 가정에 늘 준비해 두는 약품

〈세로 퍼즐〉

❶ 혈압이 정상 수치보다 높은 증상

❷ 입 안이나 치아의 병을 예방하고 치료하는 곳

❸ 몸의 골격을 이루고 근육을 지지하며, 중요 장기를 보호함

❹ 의사가 환자의 병이나 증상을 살핌

❺ 약사가 약을 조제하거나 파는 곳

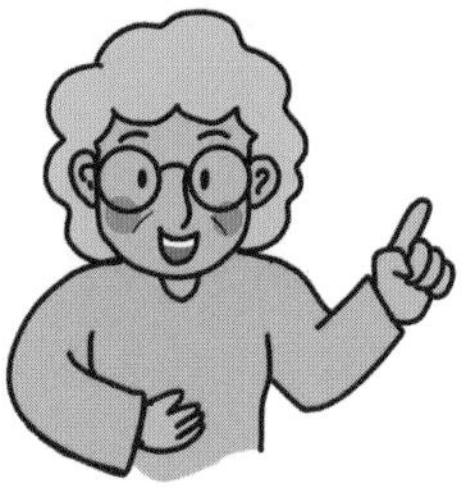

뇌가 건강해지는 5가지 방법

치매 예방을 위해 뇌가 건강해지는 다섯 가지 방법을 소개합니다. 일상 속에서 꾸준히 실천해 주세요.

① 뇌가 건강해지는 방법 하나!

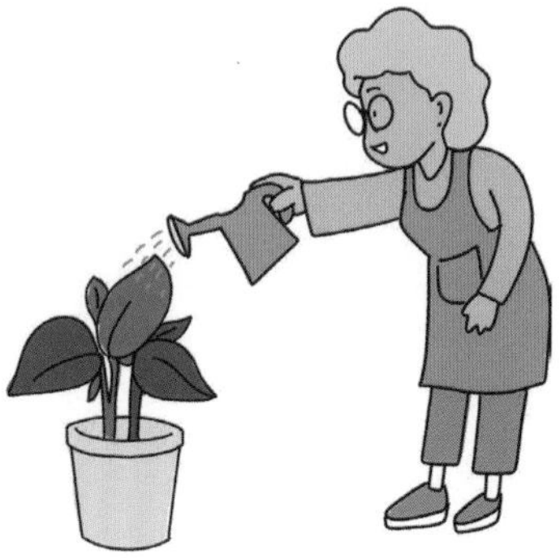

그림, 독서, 악기 연주, 화초 키우기 등
가장 좋아하는 활동 하나를 정해서
지속적으로 하면 자신감 있는 뇌가 될
수 있어요.

② 뇌가 건강해지는 방법 둘!

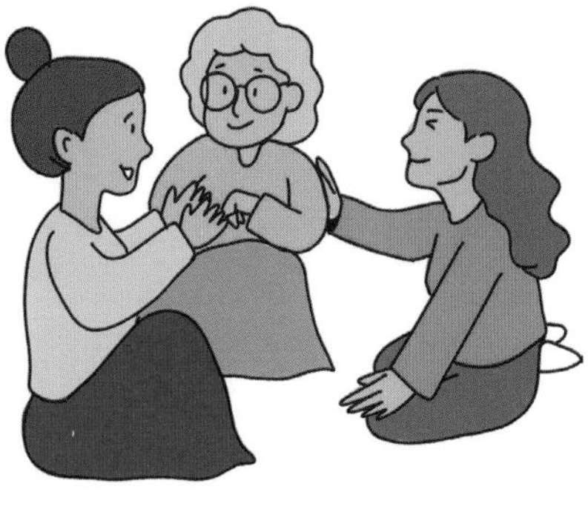

다양한 이야기를 나누며
사람들과 시간을 보내면
뇌가 활기차게 움직인답니다.

③ 뇌가 건강해지는 방법 셋!

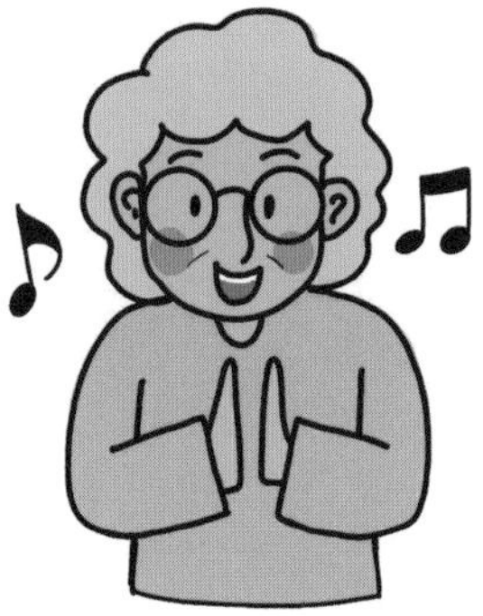

자주 웃으며 힘차게 박수를 치다보면
나도 모르게 밝아지고
뇌도 한층 더 튼튼해 질 수 있어요.

④ 뇌가 건강해지는 방법 넷!

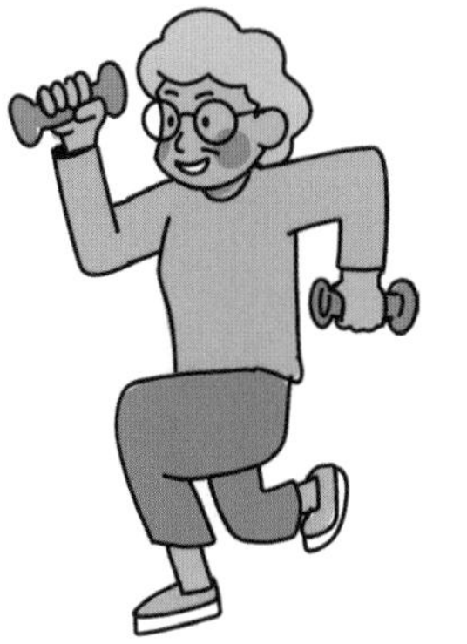

걷기, 수영, 땀나는 운동 등을
일주일에 3번 이상 해보세요.
몸을 움직이면 뇌가 건강해진답니다.

⑤ 뇌가 건강해지는 방법 다섯!

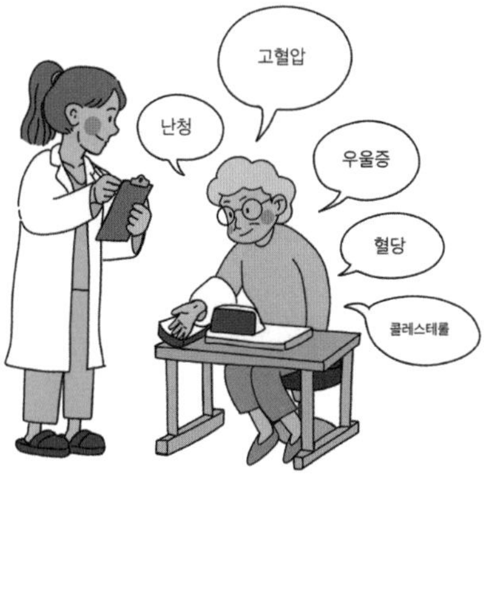

정기적인 건강검진을 통해
고혈압, 콜레스테롤, 당뇨,
골다공증 등을 관리하세요.

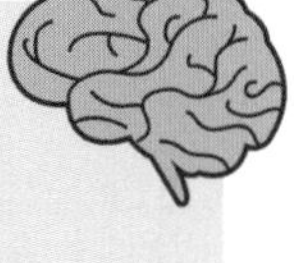

〈뇌가 튼튼해지는 이야기〉

지역 보건소에서 치매 조기 검진을 받을 수 있습니다. 해마다 받아주세요.

답안지

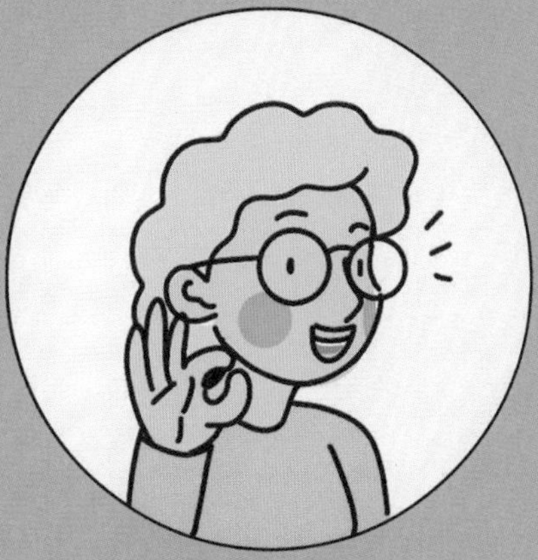

1일차. 미용실에서 머리하기

2. 33,950원

3. ①번

4.

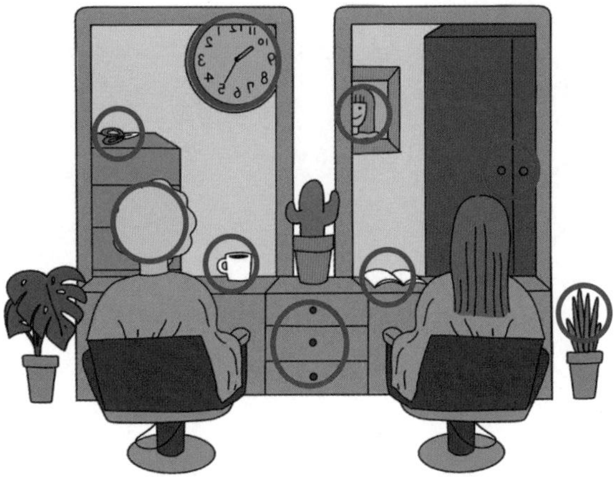

2일차. 꽃집 방문

1. 히야신스, 장미, 백합, 튤립, 해바라기

3. 제주도 - 유채꽃, 장례식 - 국화, 대한민국 - 무궁화, 어버이날 - 카네이션

5. 고무나무, 선인장, 난초, 수국

4일차. 노래 교실 가는 날

1. 모래알, 모래알, 조약돌

2.

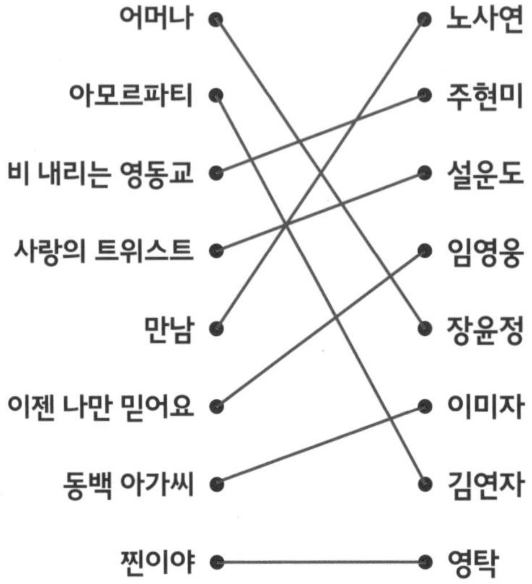

3. 트라이앵글, 하프, 바이올린, 드럼, 색소폰, 실로폰

4. 180,000원

6일차. 재래시장에서 장 보기

1. 예시) 절편, 백설기, 꿀떡, 송편, 인절미, 가래떡 등

2.

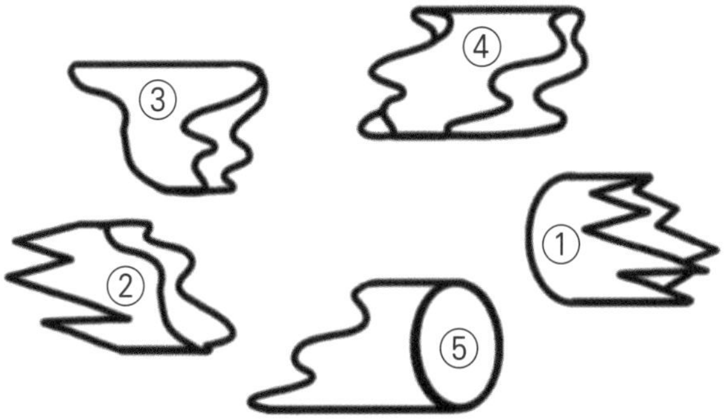

3. ① 시루떡 ② 송편

4. 미꾸라지, 임연수, 세발낙지, 도다리

5. 상추, 연근. 당근, 파, 토마토, 키위

6. 예시) 신발, 신고, 수장, 수고, 고수, 고장, 시신, 시장, 장발, 장신 등

7일차. 옷 사러 가기

1. ①번

2. 예시) 모시, 삼베, 면, 나일론, 스판, 울, 실크 등

3.

원피스 → 스승 → 승용차 →
차돌박이 → 이발소 → 소고기 →
기자 → 자전거 → 예시) 거리 →
예시)리어카 → 예시)카센터 → 예시)터미널

4.

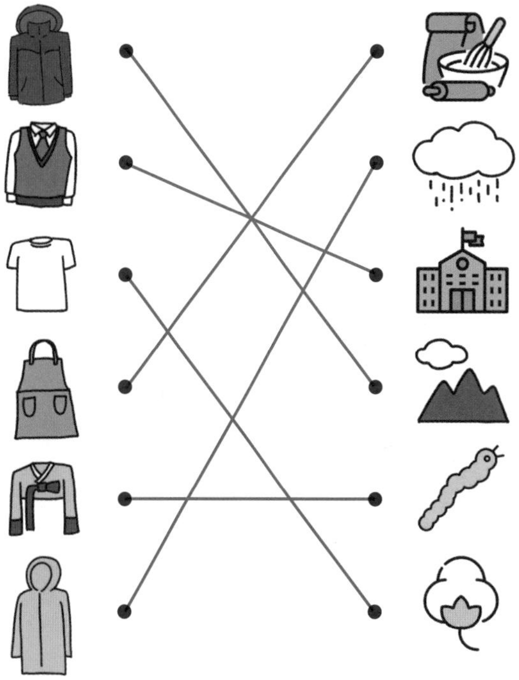

5.

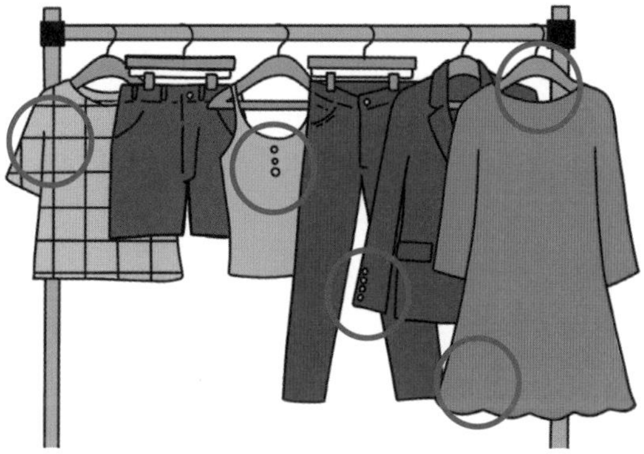

6.

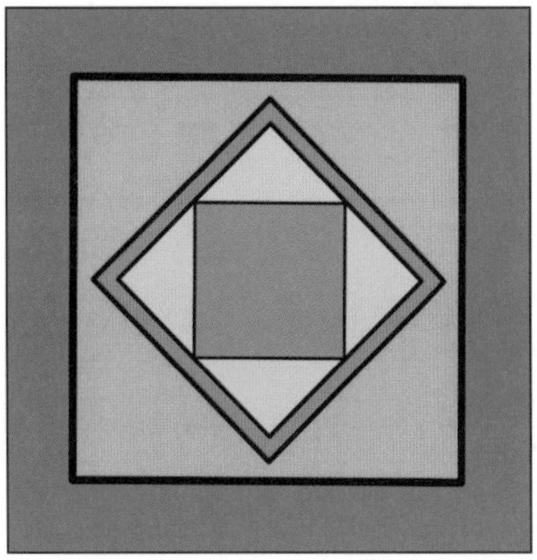

9일차. 동물원 놀러가기

1.

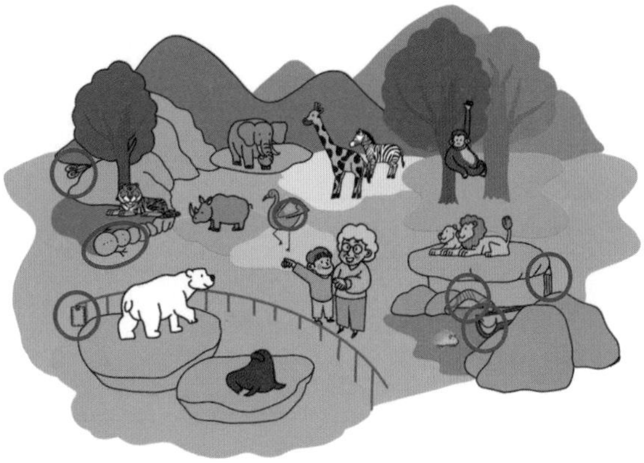

2. 기린, 얼룩말, 사자, 원숭이, 물개, 코끼리, 홍학, 호랑이, 북극곰, 코뿔소

3. ②번

4. 예시) 참새, 까치, 꾀꼬리, 앵무새, 까마귀, 까투리, 물총새 등

5. 얼룩말, 말, 기린, 코끼리, 양, 호랑이

6. ① 개구리 ② 원숭이 ③ 강아지
④ 고래. 새우 ⑤ 닭, 개 ⑥ 굼벵이 ⑦ 꿩
⑧ 까마귀 ⑨ 용 ⑩ 호랑이

7. 35,500원

10일차. 제주도 여행

1. 성산일출봉, 한라산, 돌하르방, 백록담, 현무암, 흑돼지

2. 예시) 비행기, 기차, 관광 버스, 티켓, 캐리어, 여권, 지도 등

3. 예시) 해녀, 갈치, 옥돔, 유채꽃, 감귤, 한라봉 등

5. 10,500원

6. ③번

12일차. 마당극 관람하기

1. ① 6명 ② 갈색 ③ 3명

2. 저고리(비단 옷), 비녀, 돈, 신발, 쌀

4.

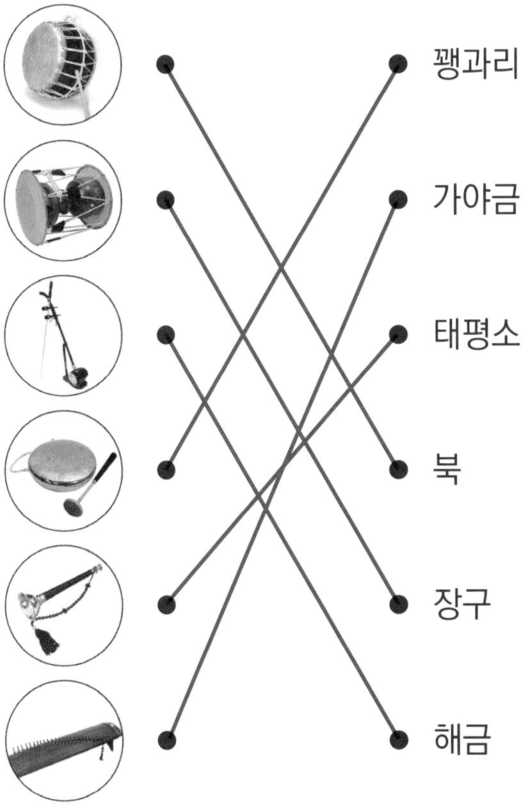

5.

① 제목 : 춘향전

- 주인공 : 성춘향, 이몽룡
- 장면 설명 : 예시) 변사또의 수청을 거절해 옥에 갇힌 춘향이를 암행어사가 된 이몽룡이 구하러 왔다.

② 제목 : 심청전

- 주인공 : 심청, 심봉사
- 장면 설명 : 예시) 공양미 삼백 석을 벌기 위해 심청이가 인당수에 빠지고 있다.

6. 예시) 조개, 중국, 자가, 자기, 제기, 조건, 조국, 자각, 제국, 족구 등

7.

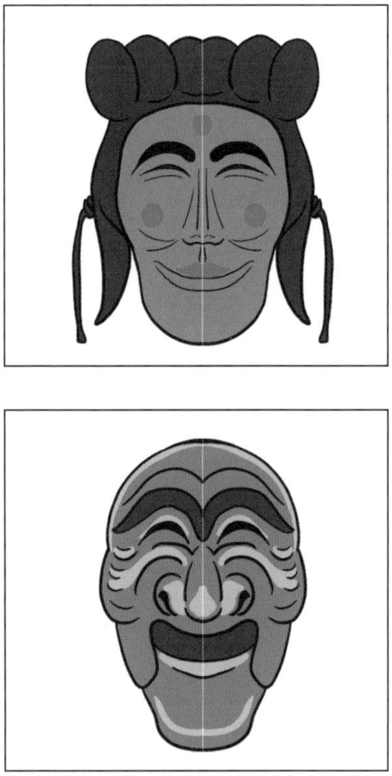

14일차. 마트에서 장보기

2. 예시) 꽁치, 삼치, 참치, 멸치 등

3. 고등어, 굴, 새우, 갈치, 오징어

4.

사과 : 32개, 연근 : 34개, 새우 : 34개

① 36,992

② 36

③ 0

④ 33

5.

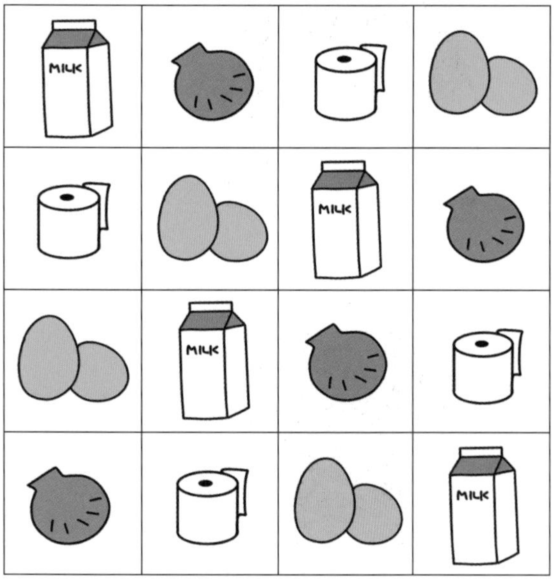

6.

① 닭가슴살

② 메추리알

③ 유부초밥

④ 파인애플

⑤ 믹스커피

⑥ 요구르트

7. 예시) 상추, 양파, 고추, 연근, 가지, 당근, 마, 우엉, 대파, 배추 등

8. 예시) 국자, 숟가락, 젓가락, 냄비, 후라이팬, 젓가락, 도마, 그릇 등

9. 10 + 8 + 8 = 26

15일차. 건강 검진받기

1.

아침	점심	저녁
● □ △	△ ○ ○	△ ☆ ◡

3.

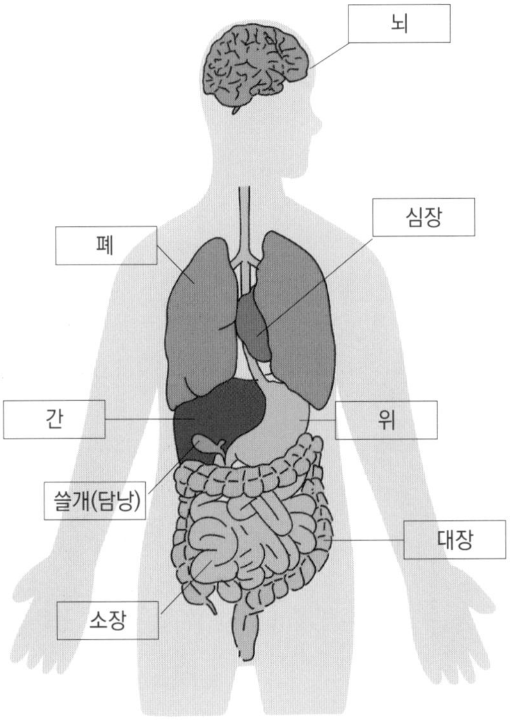

4.

예시) 소아과, 외과, 류마티스과, 치과, 피부과, 안과, 이비인후과, 성형외과, 정형외과, 산부인과, 비뇨기과, 호흡기과, 흉부외과, 마취과 등

5. 예시) 침대, 의사 가운, 주사기, 의자, 의료용 가위, 진료 차트, 링거, 휠체어 등

7. ⑤ - ③ - ② - ⑥ - ④ - ①

17일차. 크리스마스

1.

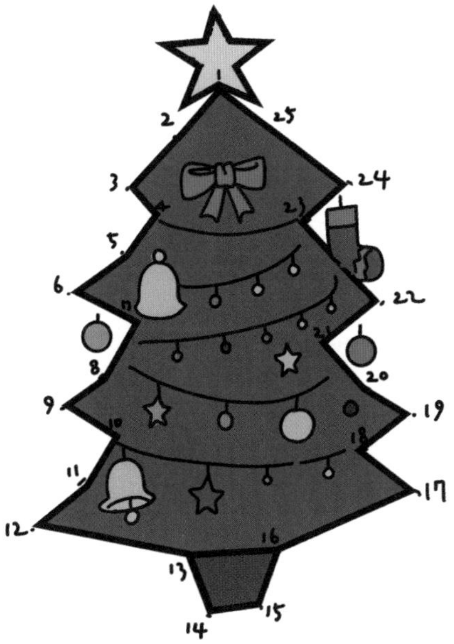

2. 예시) 가스, 스트레스, 프랑스, 뉴스, 주스, 테니스, 서비스, 고속버스 등

3.

① 6켤레(낱개로 12개)

② 3켤레(낱개로 6개)

4.

- 종 : 600원
- 선물 : 800원
- 별 : 200원
- 양말 : 1,300원

6.

① 자동차

② 당근

③ 수박

④ 우산

18일차. 문방구와 우체국

1. ① 16 ② 2 ③ 360

2.

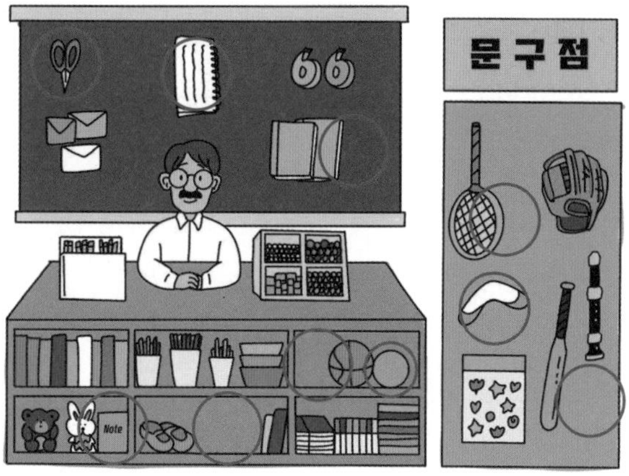

3. ① 장난감 ② 색종이 ③ 지우개

4. 19,400원

5. ③

6.

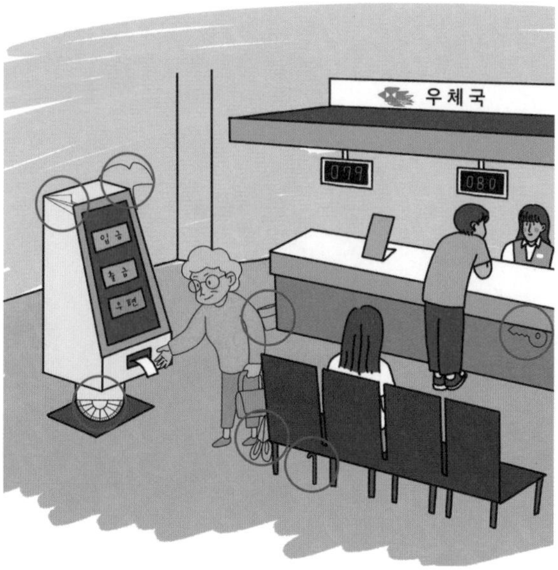

7. 28개

19일차. 두뇌 집중의 힘 7

1. 49
2. 100
3. 142
4. 98
5. 204
6. 68

7. 98

8. 99

9. 51

10. 64

11. 48

12. 74

13. 58

14. 15

15. 44

16. 29

17. 117

18. 1092

19. 378

20. 306

21. 182

22. 365

23. 152

24. 341

25. 1200

26. 1071

27. 51

28. 2

29. 12

30. 36

20일차. 취미 생활하기

1.

① 짇

② 보

③ 개

④ 름

⑤ 바늘

⑥ 바늘, 실

2.

1) ③번

2) ④번

3.

1)

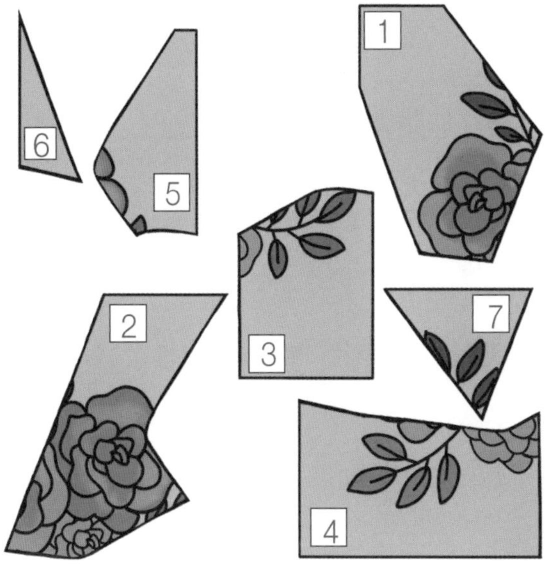

2)

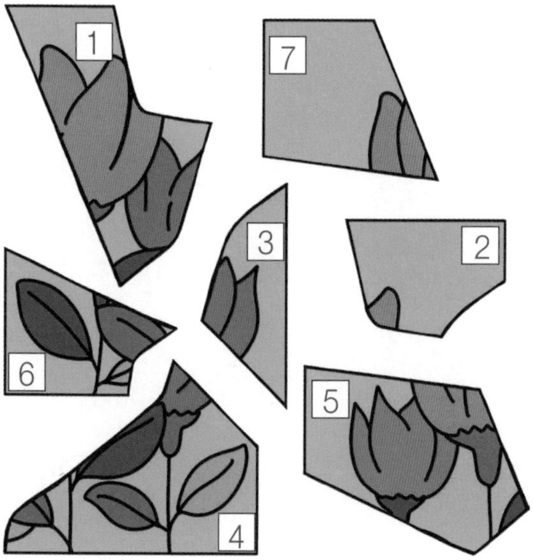

4.

실	식	신	싱	싶	**실**	신	십	싯	싣
싷	사	서	십	석	살	샆	샃	슬	싲
식	사	살	식	시	**실**	서	설	살	싱
신	**실**	사	서	**실**	싣	**실**	**실**	솔	시
식	심	설	시	샆	**실**	숱	순	**실**	수
싱	소	성	숨	식	선	신	사	싣	세
싣	살	서	사	**실**	송	식	신	술	시
식	설	삭	석	술	설	섣	살	신	**실**
셀	**실**	상	**실**	설	석	**실**	사	시	수

5. 종이, 먹, 벼루, 붓

6.

- 천고마비, 관포지교, 괄목상대
- 부창부수, 결자해지, 대기만성
- 유비무언, 오리무중, 주경야독

7.

- 우공이산
- 후안무치
- 절차탁마
- 외유내강

21일차. 집안일하기

3.

① 개치찌김 → 김치찌개
② 물탕해 → 해물탕
③ 구덕더이 → 더덕구이
④ 반자콩 → 콩자반
⑤ 자볶감음 → 감자볶음
⑥ 림장조 → 장조림

4. ① 19일 ② 11일 ③ 23일

23일차. 공원에서 운동하기

1. ① 4명 ② 5명 ③ 10명

2.

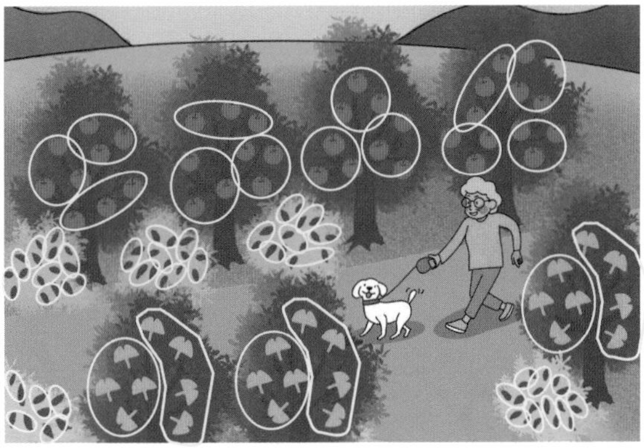

3.

39(사과) + 24(은행잎) + 72(나뭇잎)

= 135

4.

1) 예시 : 축구, 농구, 야구, 탁구, 아이스 하키, 볼링 등

2) 예시 : 탁구

24일차. 해외여행

2.

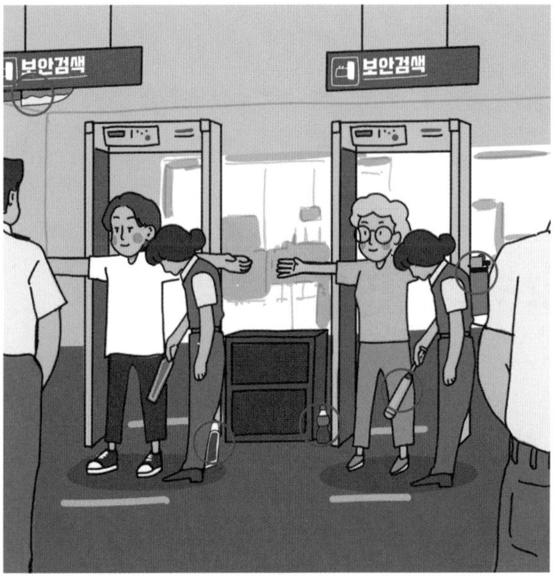

3.

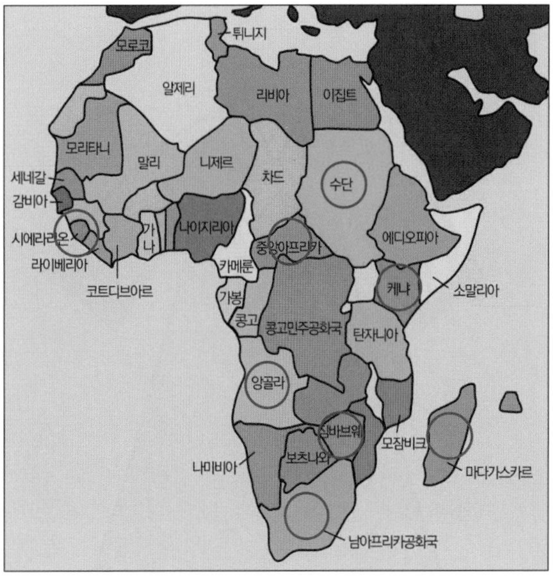

4.
러시아, 베트남, 필리핀, 이집트, 브라질, 스페인, 멕시코, 프랑스, 인도, 뉴질랜드

5. 14시 15분

26일차. 민족 대명절, 설날

1.
① 뒷걸
② 뒷밭
③ 안찌

2.

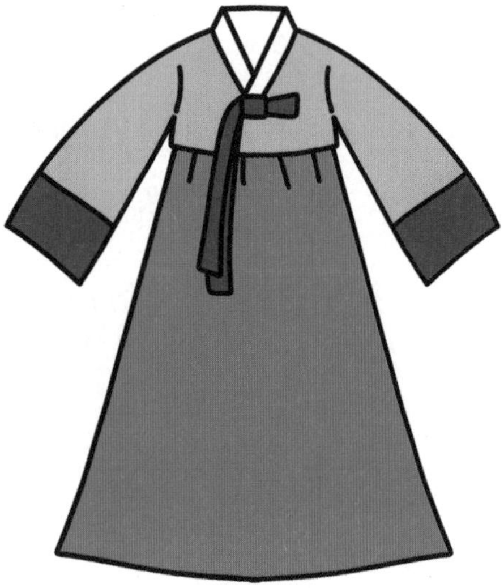

3.
① 줄다리기
② 쥐불놀이
③ 강강수월래

4.
① 노리개
② 마고자
③ 저고리

27일차. 두뇌 집중의 힘 10

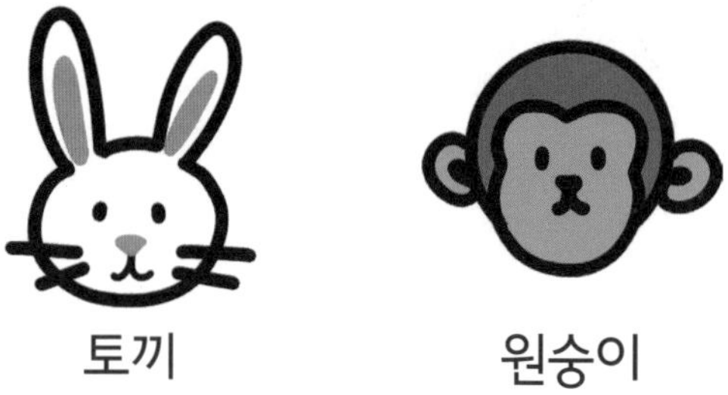

28일차. 치매 예방 교실 1

1.
1) 가사, 가수, 가시, 구수, 구속, 개시 등
2) 대중, 대지, 대장, 당직, 단주, 등잔 등
3) 양산, 욕심, 요술, 우수, 오산, 오수 등

2.

① 가랑비 ② 꿩, 닭 ③ 구더기, 장
④ 홍두깨 ⑤ 어물전, 꼴두기
⑥ 새발의 피 ⑦ 약방에 감초
⑧ 티끌모아 태산 ⑨ 수박 겉 핥기
⑩ 천 리 길도 한 걸음부터
⑪ 발없는 말이 천 리 간다.

3.

①

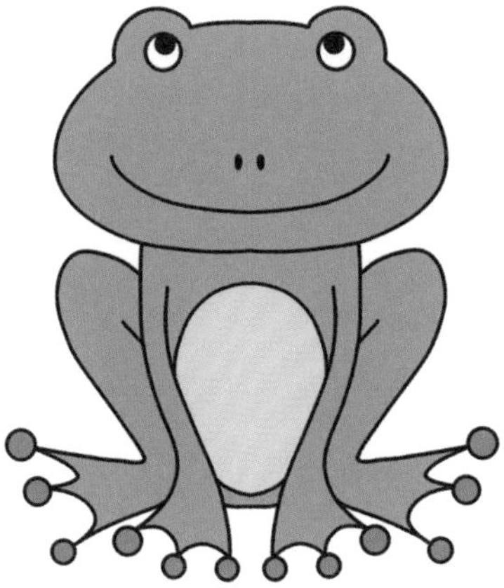

②

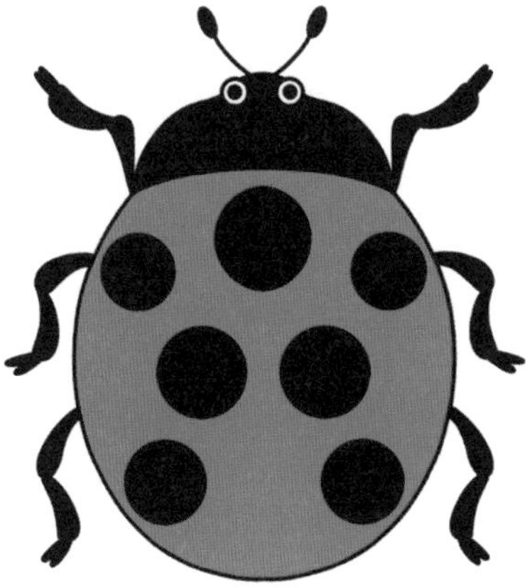

4.

7	5	3	2
3	2	7	5
2	7	5	3
5	3	2	7

29일차. 치매 예방 교실 2

3. 예시) 프라이팬, 전자렌지, 바이러스, 교통사고, 온고지신, 요구르트, 주식회사, 고속도로, 무당벌레 등

4. 내장산, 11시 20분, 45,000원

5.

1) 고사리, 코다리, 코끼리, 병아리
2) 다리미, 수세미, 인절미, 진선미
* 다른 답이 있을 수 있습니다.

30일차. 두뇌 집중의 힘 11

1. 미로찾기

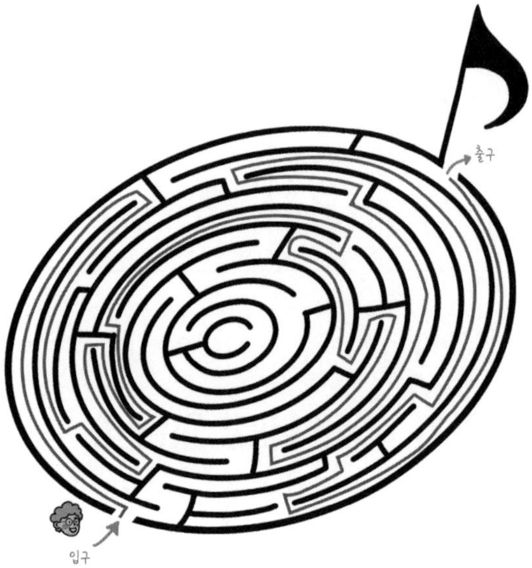

2. 십자말풀이

			❶ 고			
① 충	❷ 치		② 혈	뇨		
	과		압			
❸ 뼈				⑤ 상	비	❺ 약
③ 대	상	포	❹ 진			국
			④ 찰	과	상	

외유뇌강 30일 두뇌 트레이닝

치매 예방 하루 10분의 기적

개정판 1쇄 발행 2023년 11월 30일

지은이 이지명
그린이 한성욱
기획도움 심예은
편　집 양세진, 정보옥, 전혜진
디자인 JK Design
인　쇄 예림인쇄

펴낸 곳 램프앤라이트
주소 경기도 성남시 분당구 장미로 42 716호
전화 070-8670-4340 / **팩스** 0504-848-4340
등록 2008년 4월 21일, 제2008-000017호
유튜브 강의 www.youtube.com/@strongbrain119
페이스북 www.facebook.com/strongbrain119
이메일 lampnlight@naver.com

ISBN 979-11-89598-54-9